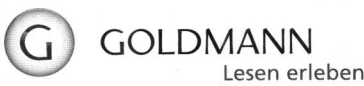

GOLDMANN
Lesen erleben

Buch

Flechtfrisuren sind gefragter denn je. Sie haben die Promi-Welt und den Laufsteg erobert und gelten als zeitlos schick. Doch oftmals muss die Traumfrisur beim Friseur teuer erstanden werden. Damit ist nun Schluss. Die junge Hairstylistin Sasha Coefield zeigt Ihnen, wie Sie selbst zum Flechtexperten werden. Ob französischer Zopf oder holländischer Dutt, ob für den Alltag oder ein besonderes Fest, die Autorin liefert Ihnen für jeden Anlass die richtige Flechtfrisur. Mit einfachen Schritt-für-Schritt-Anleitungen und über 200 Fotos sorgt sie für garantiertes Gelingen. Neben den verschiedenen Flechttechniken werden auch das unverzichtbare Handwerkszeug und wichtige vorbereitende Schritte thematisiert. Das perfekte Buch für Frauen, die raffinierte Frisuren lieben!

Autorin

Mit ihrem YouTube-Kanal asksash88 hat Sasha Coefield sich als Flechtexpertin weltweit einen Namen gemacht. Über 180.000 Fans verfolgen online regelmäßig ihre Stylingtipps. Mit über 1 Mio. Klicks gehört sie zu den erfolgreichsten Hairstyle-Experten auf YouTube.

Dieses Buch ist auch als E-Book erhältlich.

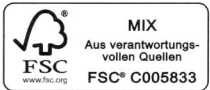

Verlagsgruppe Random House FSC®N001967
Das für dieses Buch verwendete FSC®-zertifizierte Papier
Profibulk von Sappi liefert Igepa.

1. Auflage
Deutsche Erstausgabe Mai 2015
Wilhelm Goldmann Verlag, München,
in der Verlagsgruppe Random House GmbH
© 2015 der deutschsprachigen Ausgabe
Wilhelm Goldmann Verlag, München,
in der Verlagsgruppe Random House GmbH
© 2014 F+W Media Inc.
Alle Rechte vorbehalten.
Originaltitel: DIY Braids
Originalverlag: Adams Media, a division of F+W Media Inc., Avon
Umschlaggestaltung: Uno Werbeagentur, München,
unter Verwendung eines Entwurfs von Katja Muggli
Umschlagfoto: Sasha Coefield
Layout: Katja Muggli
Fotos Innenteil: Sasha Coefield
Redaktion: Vera Serafin
Satz: Uhl + Massopust, Aalen
Druck und Bindung: Těšínská tiskárna, a.s., Český Těšín
CL · Herstellung: IH
Printed in the Czech Republic
ISBN 978-3-442-17525-3
www.goldmann-verlag.de

Besuchen Sie den Goldmann Verlag im Netz

Sasha Coefield

FLECHT FRISUREN

Aus dem Amerikanischen
von Ingrid Exo

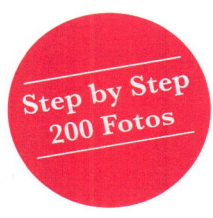

GOLDMANN

Inhalt

Einfach

Mittel

Schwer

EINFÜHRUNG

Raffinierte Zopffrisuren zu flechten macht nicht nur Spaß, es ist sogar unglaublich einfach. Mit einigen simplen Hilfsmitteln können Sie auch ohne besondere Vorkenntnisse jeder Frisur eine persönliche Note verleihen. Sie sollten lediglich ein paar wichtige Tipps kennen und die grundlegenden Flechttechniken beherrschen. Und schon wird es Ihnen sicher perfekt gelingen, die Frisuren in diesem Buch nachzuflechten.

Denken Sie vor allem immer daran: Übung macht den Meister. Lassen Sie sich nicht entmutigen, wenn der erste Zopf nicht ganz genau so aussieht wie auf dem Bild. Manche der Frisuren in diesem Buch sind einfach, für andere braucht man schon etwas Erfahrung mit den unterschiedlichen Flechttechniken. Aber keine Sorge – mit ein bisschen Übung und dem richtigen Handwerkszeug werden Sie diese pfiffigen Flechtfrisuren meistern und bald schon sogar in der Lage sein, eigene zu kreieren.

Verabschieden Sie sich also von den langweiligen Frisuren, mit denen Sie sich ohnehin nie wirklich wohlgefühlt haben, und freuen Sie sich auf Zopffrisuren, die echte Hingucker sind! Mit diesem Buch lässt sich für jeden Haartyp ein einzigartiger Look zaubern, der Sie begeistern wird!

Tipps und Tricks

Vielleicht glauben Sie, schöne, kreative und raffinierte Flechtfrisuren seien eine Sache für Profi-Hairstylisten. Diese Fachleute haben ihr Handwerk schließlich gelernt und verdienen ihr Geld damit, Tausenden von Kunden täglich den perfekten Look zu verschaffen. Aber es ist wirklich gar nicht so schwer, wie Sie vielleicht denken, sogar aufwendige Flechtfrisuren selber zu machen. Wenn Sie es erst einmal ausprobiert haben, werden Sie sich darüber wundern, dass Sie sich von den Stylings, die einem ständig im Internet oder in Zeitschriften entgegenleuchten, so haben einschüchtern lassen. Und das Beste daran: Es ist nicht nur ein richtig gutes Gefühl, dass Sie diesen Profi-Look selbst hinbekommen haben, sondern Sie sparen dabei sogar Geld. Es gibt allerdings ein paar Dinge, die Sie beachten sollten.

Wie Sie Ihr Haar zum Flechten vorbereiten

Damit ihre Zöpfe auch wirklich gut gelingen, sollten Sie Ihr Haar entsprechend Ihrem Haartyp auf das Frisieren vorbereiten. Den meisten Frauen werden die Frisuren in diesem Buch bestimmt auch mit trockenen Haaren gelingen, aber wenn Sie noch ein Neuling auf diesem Gebiet sind, fällt Ihnen das Flechten sicher leichter, wenn Sie mit feuchtem Haar anfangen. Indem Sie Ihr Haar mit ein paar Spritzern Wasser anfeuchten, wird es leichter zu bändigen sein, die Zöpfe wirken geschmeidiger, und Ihre Frisur hält besser.

Sollten Sie sehr feines, glattes Haar haben, das leicht aus den Zöpfen herausrutscht, kann es hilfreich sein, vor dem Flechten

Schaumfestiger ins Haar zu geben. So bleibt alles an Ort und Stelle. Wer Locken hat, wird vor dem Flechten vielleicht besser ein glättendes Serum oder Lockencreme auftragen, damit das Haar nicht zu kraus ist.

Probieren Sie es auch ruhig einmal aus, diese Frisuren mit nicht ganz frisch gewaschenem Haar zu flechten. So werden Ihnen straff sitzende, faszinierende Zöpfe gelingen, ohne allzu viele Pflegeprodukte zu benötigen.

Handwerkszeug

Jeder Zopf ist anders, doch ein paar Dinge sollten Sie immer zur Hand haben, wenn Sie sich den Vorschlägen in diesem Buch widmen. Da man bei vielen der vorgestellten Flechtfrisuren die Haare zunächst in einzelne Partien unterteilt, empfiehlt es sich, immer einen Kamm zur Hand zu haben. Auch bei Frisuren, bei denen man die Haare für mehr Volumen toupieren muss, ist ein Kamm nützlich.

Um einen geflochtenen Zopf oder einen Pferdeschwanz zusammenzuhalten, greifen Sie am besten zu transparenten Haargummis oder solchen, die zu Ihrer Haarfarbe passen, sodass sie kaum zu sehen sind und nicht von Ihrer Frisur ablenken. Haarklemmen werden ebenfalls das ganze Buch hindurch verwendet, Sie werden sie am Ende nicht mehr missen wollen. Spezialgeschäfte für Kosmetikbedarf führen oft Haarklemmen von besserer Qualität als der Drogeriemarkt um die Ecke. Viele Leute greifen standardmäßig zu braunen Haarklemmen, sie werden jedoch in einer breiten Palette von Farben angeboten, passend zu Ihrer individuellen Haarfarbe.

Ich empfehle Ihnen darüber hinaus, die hier vorgestellten Frisuren mit etwas Haarspray zu fixieren, insbesondere, wenn Sie feines, glattes Haar haben, das zum Herausrutschen neigt. Das Haarspray wird Ihre Zöpfe in Form halten und dafür sorgen, dass die Frisur den ganzen Tag lang hält.

Achten Sie darauf, zum Schluss das gesamte Handwerkszeug

immer gut zu säubern, vor allem wenn Sie Haarspray verwendet haben. Ihre Frisierutensilien werden es Ihnen mit einer langen Lebensdauer und ansprechender Optik danken.

Typgerechte Stylingvielfalt

In Bezug auf das Thema Haare glauben Frauen gern, sie besäßen nun einmal nicht die richtigen Voraussetzungen, um ein bestimmtes Styling zu realisieren. Dabei ist es in Wahrheit so, dass sich Zöpfe für eine Vielzahl von Haarfarben und -arten eignen. Schließen Sie also eine Frisur nicht von vornherein aus, weil Sie denken, sie sei für Ihren Haartyp nicht geeignet. Locken zum Beispiel sind prima, weil sie den Zöpfen von vornherein einen romantisch-lässigen Look verleihen, für den sich Zopffrisuren geradezu anbieten. Wenn Sie meinen, eine bestimmte Frisur würde nicht so recht zu Ihnen passen, können Sie sie ruhig ein bisschen abwandeln, indem Sie die Haare beispielsweise anders unterteilen oder die Struktur ein wenig verändern. Nur Mut – seien Sie kreativ, und lassen Sie sich inspirieren! Stimmen Sie die Frisuren so auf Ihren Typ ab, wie sie am besten zu Ihrem Gesicht, Ihrem Stil und Ihren Vorlieben passen.

Wenn Sie eine Zopfvariante ausprobieren und finden, dass diese bei Ihren Haaren wirklich nicht gut aussieht, weil Ihre Haare zu dick oder zu dünn sind, können Sie versuchen, weniger oder mehr Haare in den Zopf hineinzunehmen. Wenn Sie im Hinblick auf eine spezielle Frisur mit der Struktur Ihrer Haare nicht zufrieden sind, können Sie mit einem Glätteisen für glattes und geschmeidiges Haar sorgen oder mit einem Lockenstab für mehr Fülle und Volumen. Die gewünschte Länge oder Dichte lässt sich mit Hairextensions zum Anclippen herstellen. So erzielen Sie auf die Schnelle einen üppigen Look, ohne die Haare erst lange wachsen lassen zu müssen.

FLECHTFRISUREN – GRUNDFORMEN

Der einfache und der umgekehrte dreisträhnige Zopf sind die Grundlage, die man braucht, um viele der hier vorgestellten Zöpfe flechten zu können. Sie sehen beide ähnlich aus, aber die Technik, die man jeweils verwendet, unterscheidet sich ein wenig. Beim einfachen dreisträhnigen Zopf nimmt man die äußeren Strähnen und führt sie beim Flechten *über* den mittleren Strang. Diese Technik benutzt man beim französischen Zopf. Beim umgekehrten dreisträhnigen Zopf nimmt man die äußeren Strähnen und führt sie *unter* dem mittleren Strang hindurch. Diese Technik des Untereinanderführens verwendet man beim holländischen Zopf.

Der einfache dreisträhnige Zopf

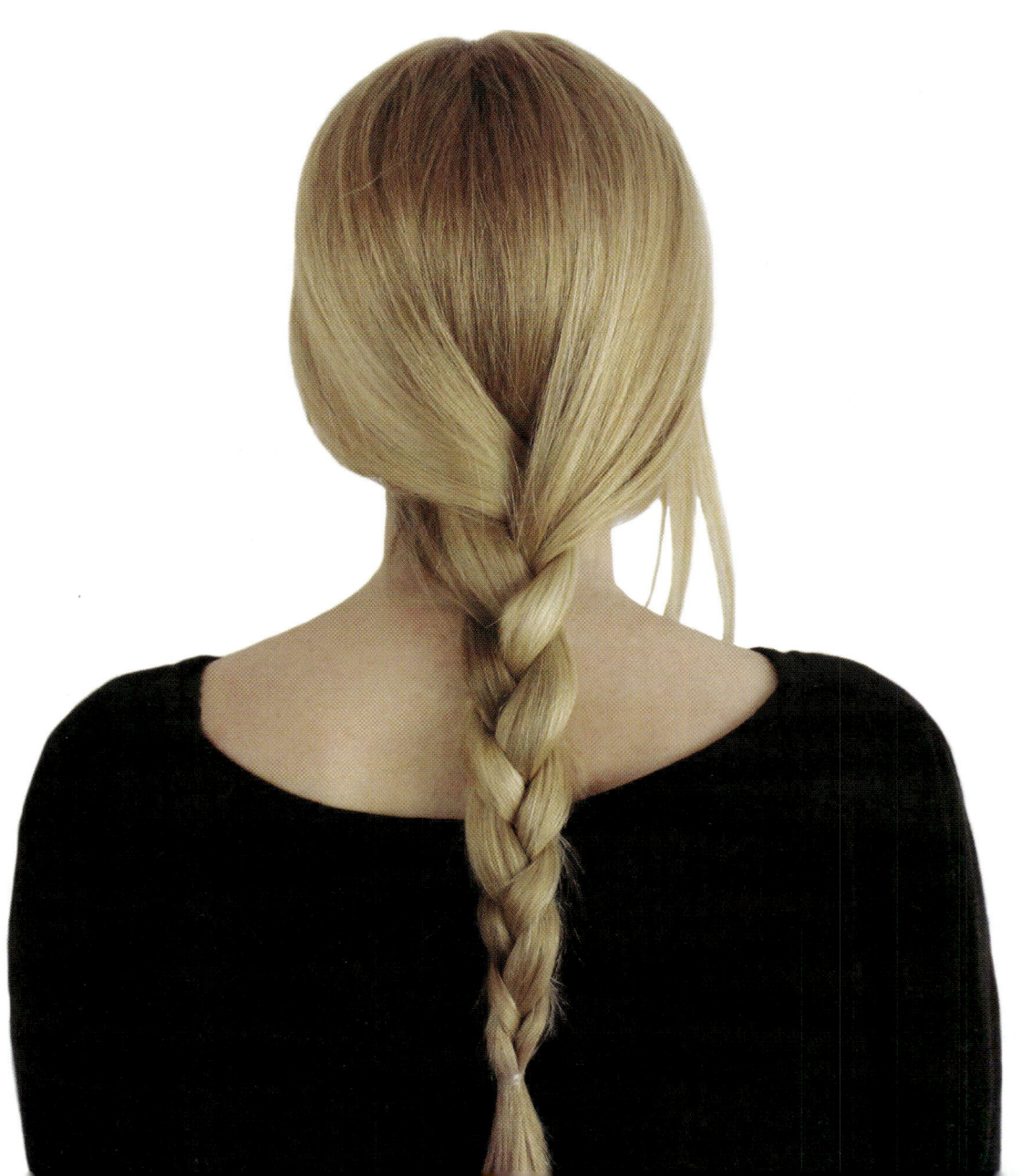

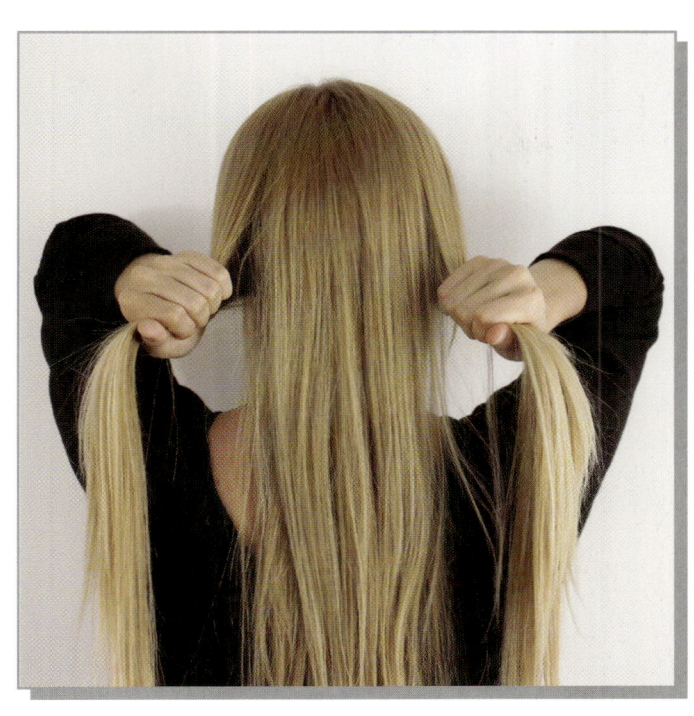

1 Teilen Sie Ihr Haar
zunächst in drei Partien.

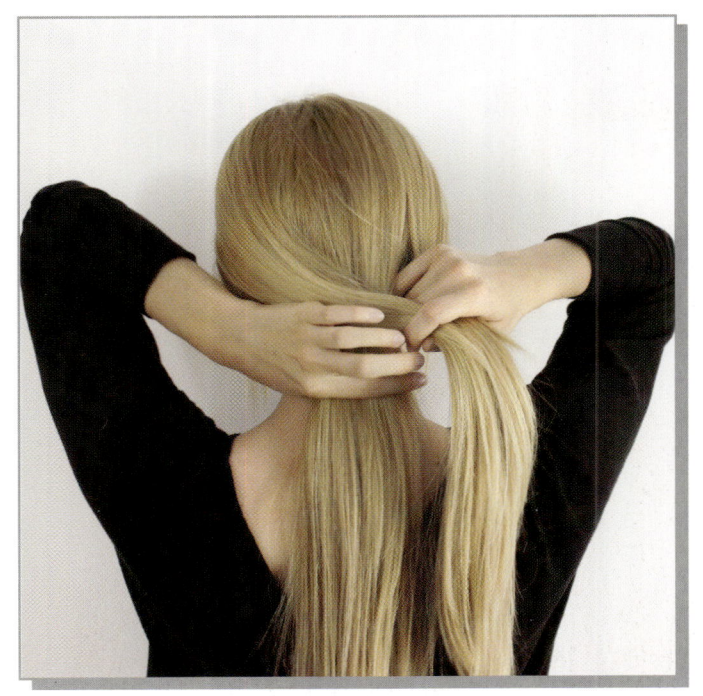

2 Legen Sie die linke
Strähne über die mitt-
lere. Der Strang, der
links war, liegt nun in
der Mitte.

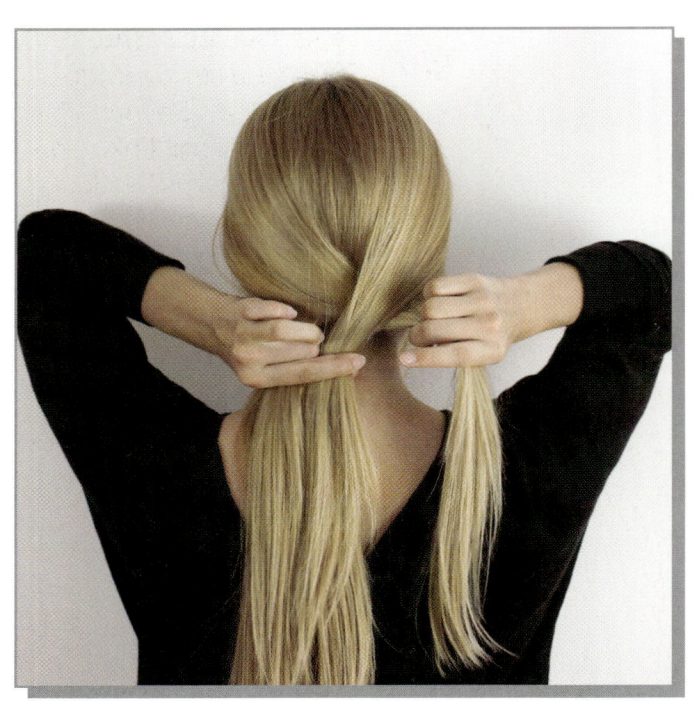

3 Legen Sie nun die rechte Strähne über die mittlere.

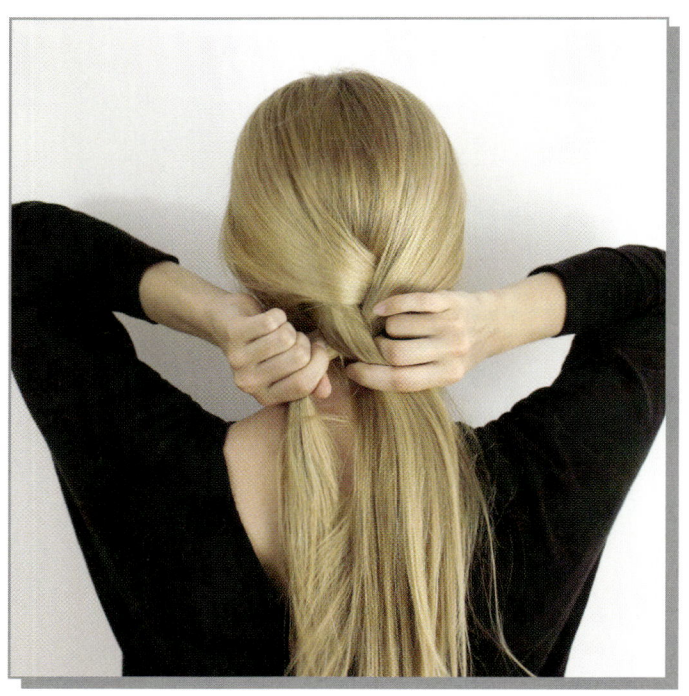

4 Kehren Sie zur linken Seite zurück, und legen Sie die linke Strähne über die mittlere.

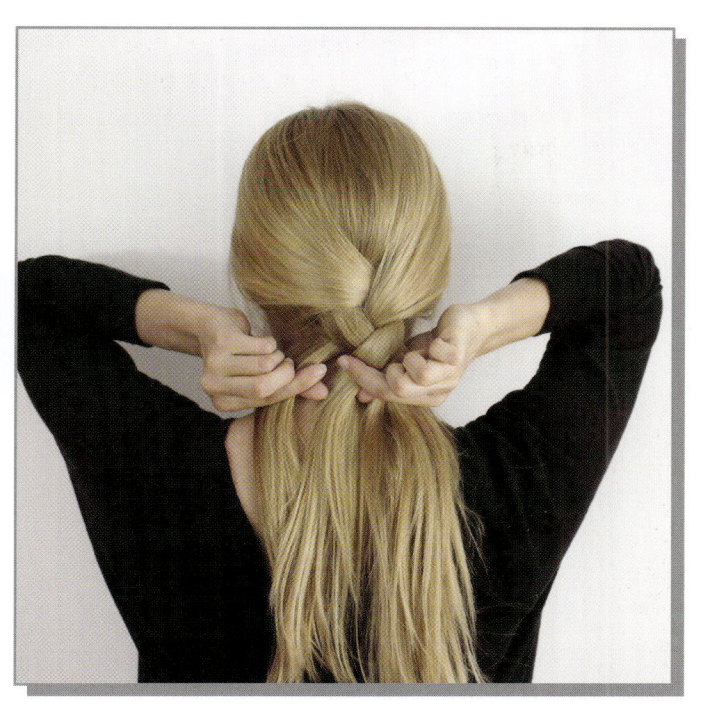

 Legen Sie die rechte
Strähne über die mitt-
lere. Fahren Sie nun ab-
wechselnd mit links und
rechts fort, bis Sie das
Ende der Haare erreicht
haben. Achten Sie da-
rauf, stets die äußere
Strähne über die mitt-
lere zu legen.
Binden Sie den Zopf am
unteren Ende mit einem
Haargummi zusammen.

Der umgekehrte dreisträhnige Zopf

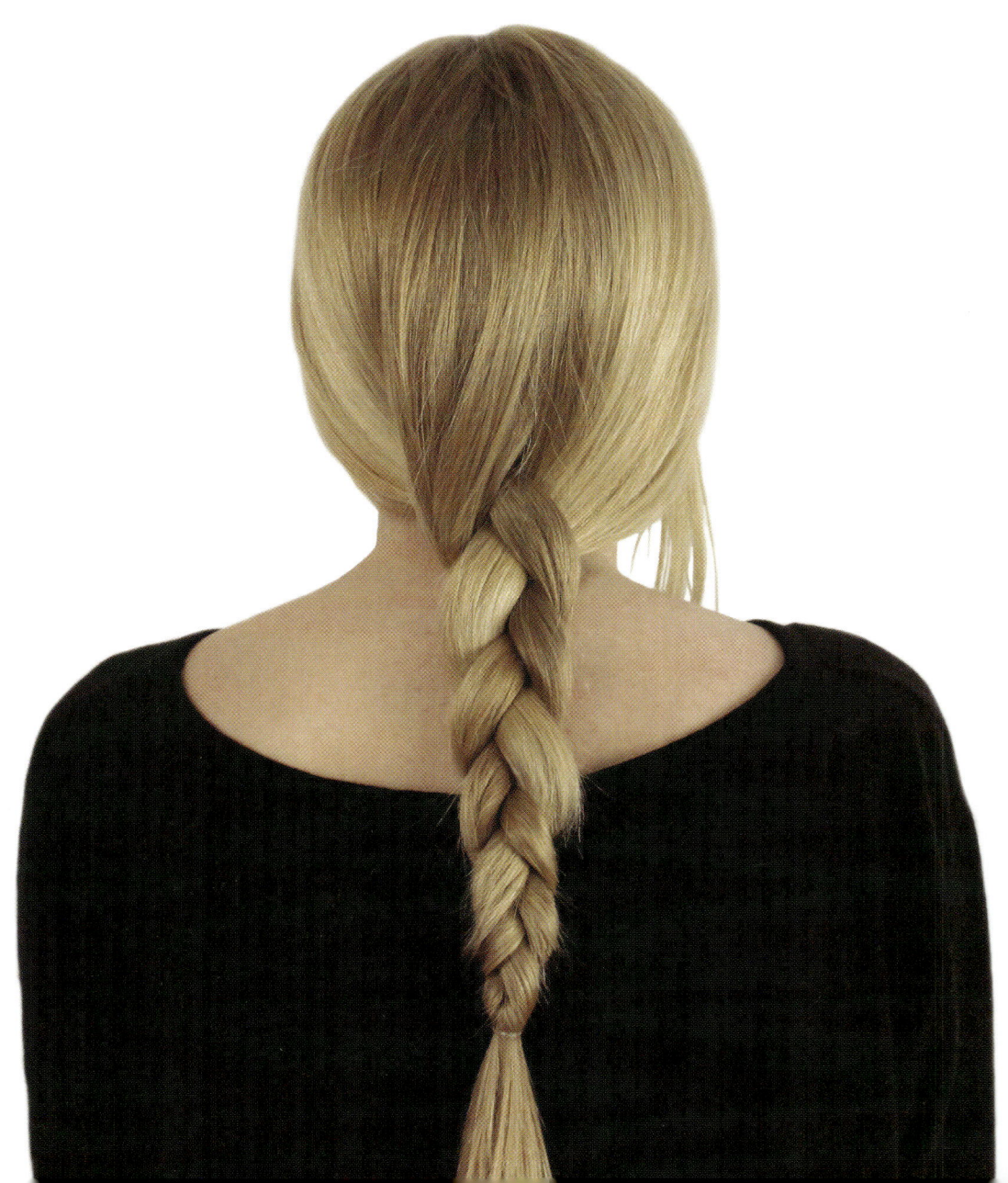

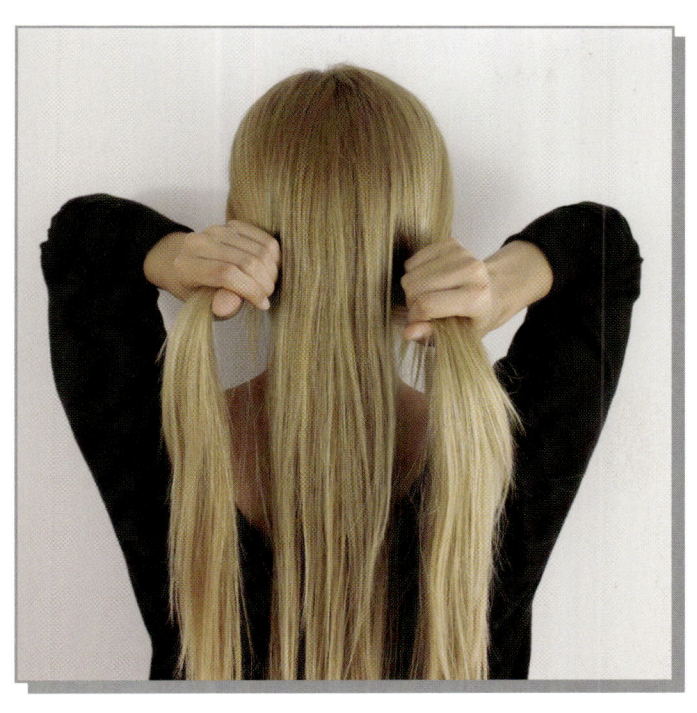

1 Teilen Sie Ihr Haar zunächst in drei Partien.

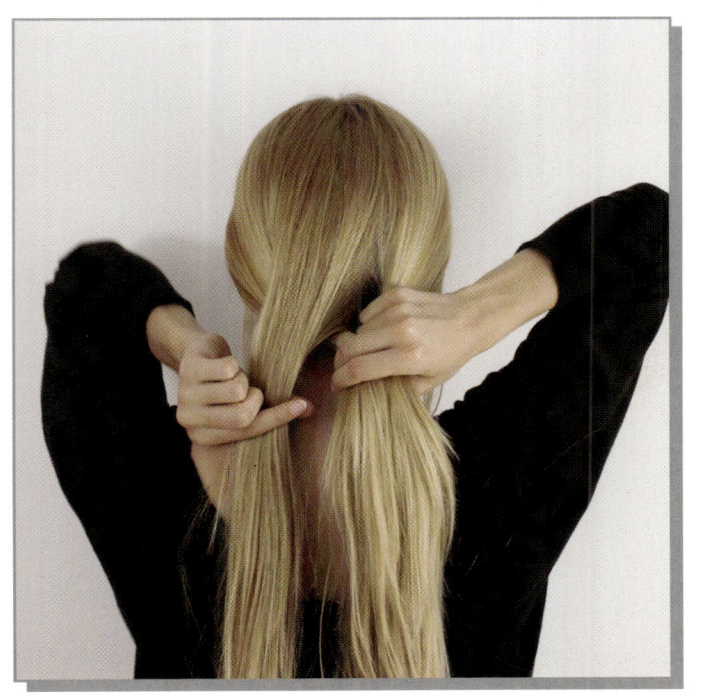

2 Legen Sie die linke Strähne unter die mittlere. Die Strähne, die links war, liegt nun in der Mitte.

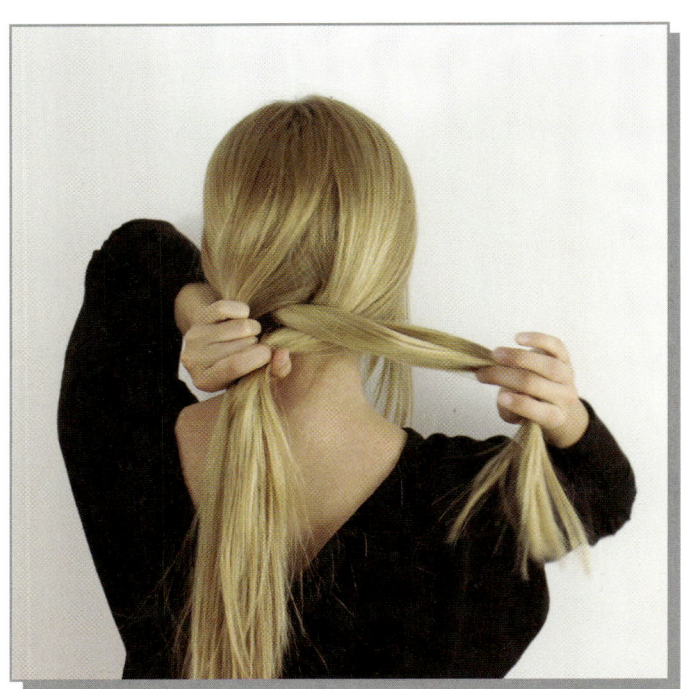

 Legen Sie nun die rechte Strähne unter die Strähne in der Mitte. Fahren Sie abwechselnd mit links und rechts fort, bis Sie das Ende der Haare erreicht haben. Achten Sie darauf, die äußere Strähne stets unter die mittlere zu legen. Binden Sie den Zopf am unteren Ende mit einem Haargummi zusammen.

FLECHTFRISUREN – KREATIVE VIELFALT

Einfach   Mittel   Schwer

Der Bohème-Zopf

Diese Frisur verleiht Ihnen einen Hauch von Flower-Power. Sie ist besonders leicht umzusetzen, denn Sie müssen lediglich zwei einfache dreisträhnige Zöpfe flechten und das Haar ein wenig toupieren.

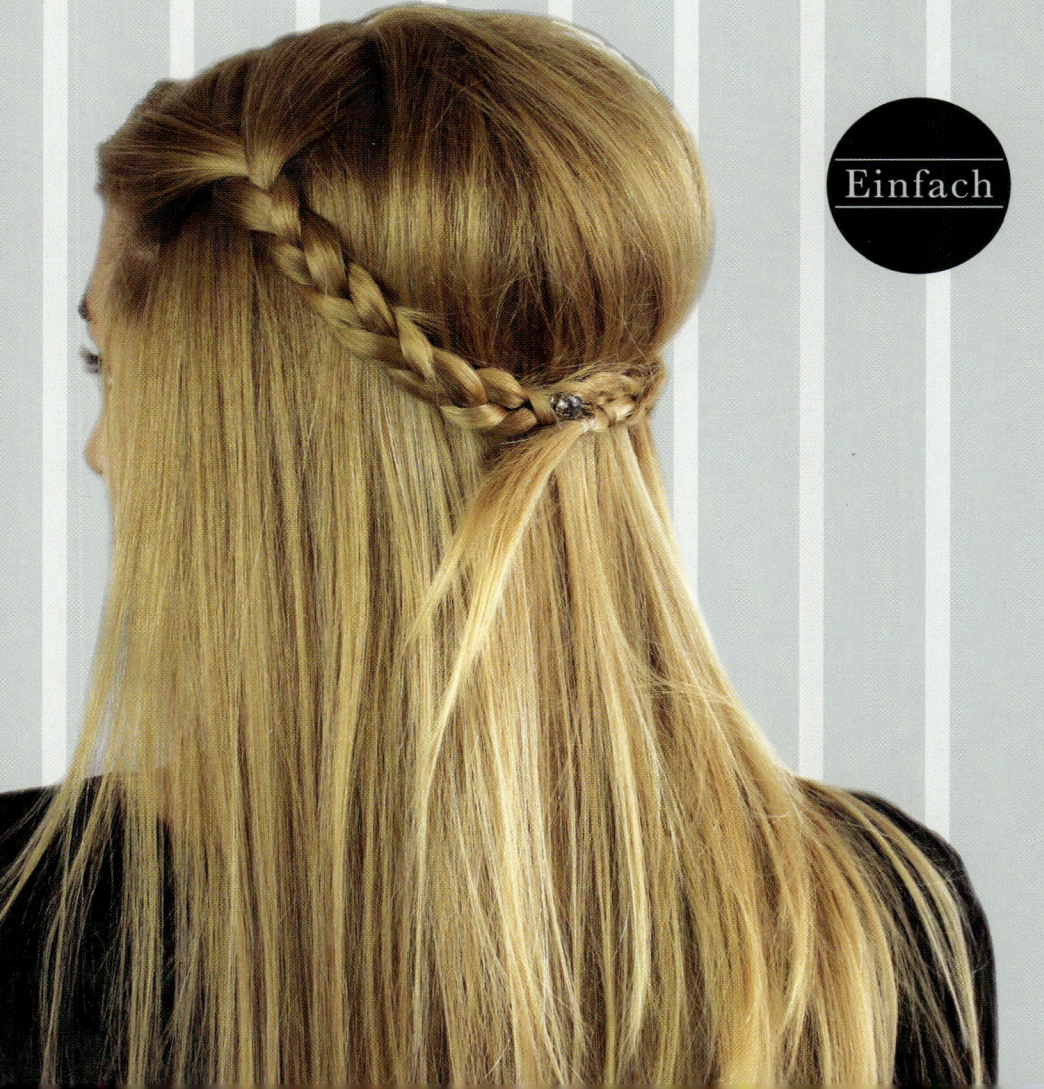

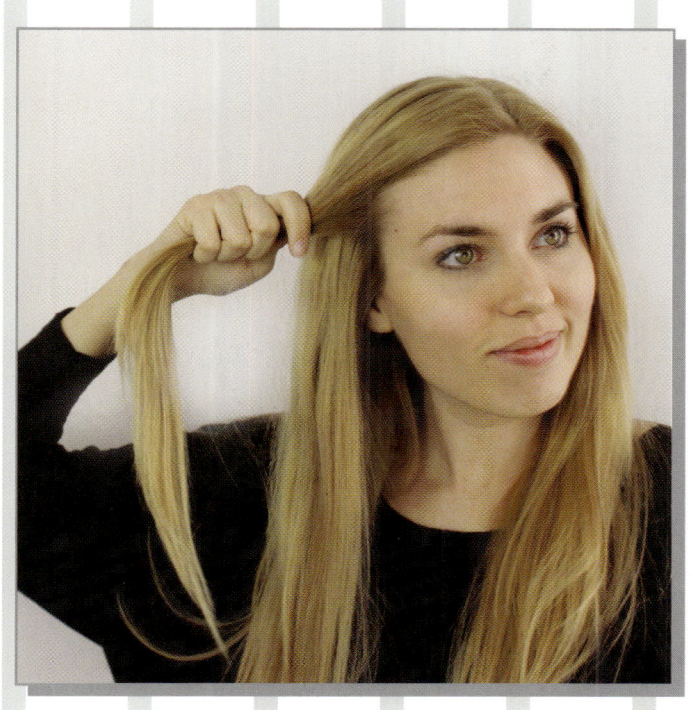

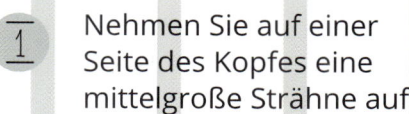 Nehmen Sie auf einer Seite des Kopfes eine mittelgroße Strähne auf.

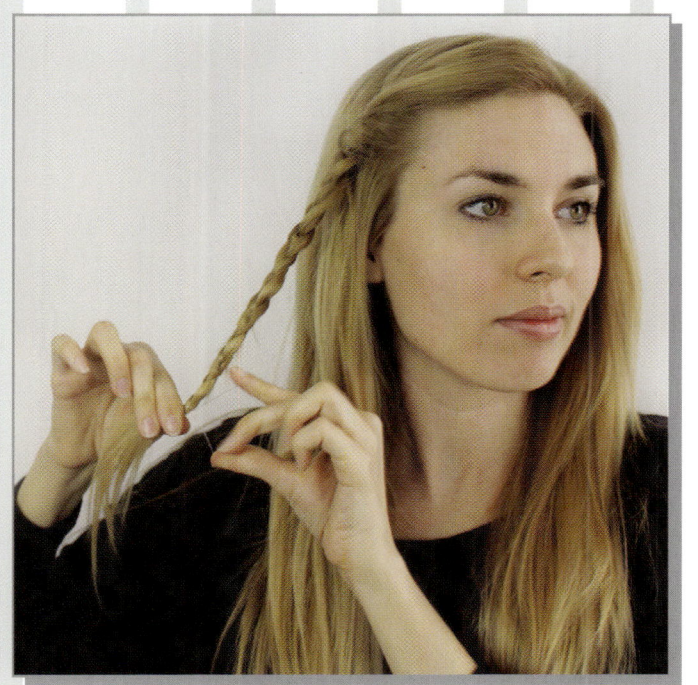

2 Flechten Sie einen einfachen dreisträhnigen Zopf, und achten Sie darauf, zum Hinterkopf hin zu flechten. So liegt der Zopf bei der fertigen Frisur flach am Kopf an. Binden Sie den Zopf mit einem Haargummi zusammen.

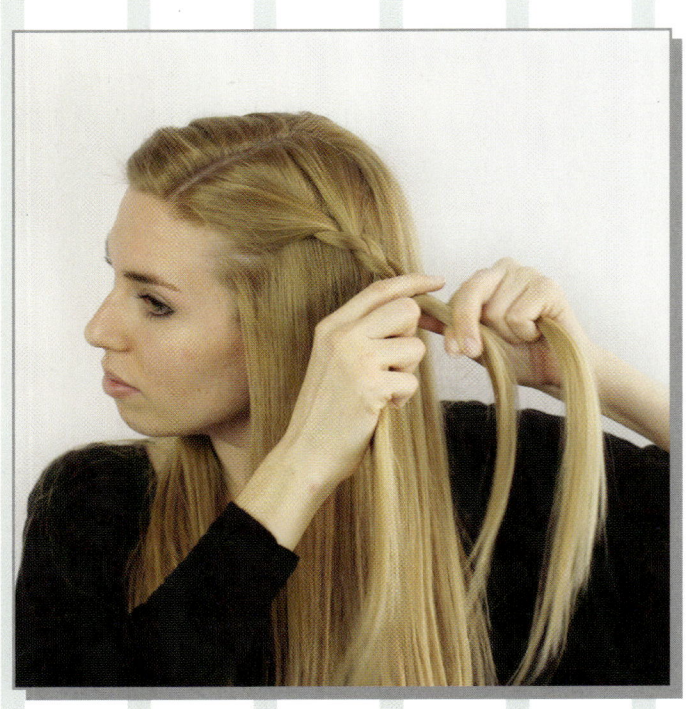

Wiederholen Sie das Ganze auf der anderen Seite des Kopfes.

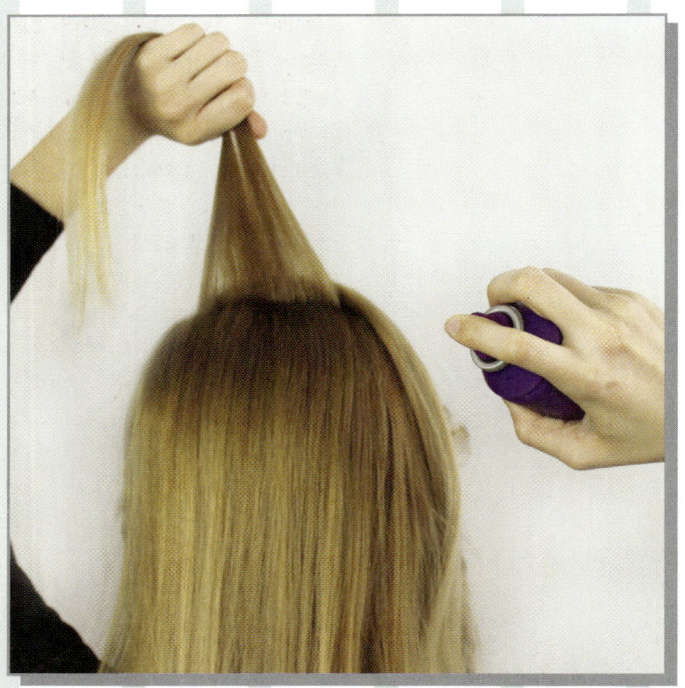

4

Nehmen Sie am Oberkopf eine Partie Haare, die unmittelbar unter dem Deckhaar liegt, und sprühen Sie sie mit Haarspray ein.

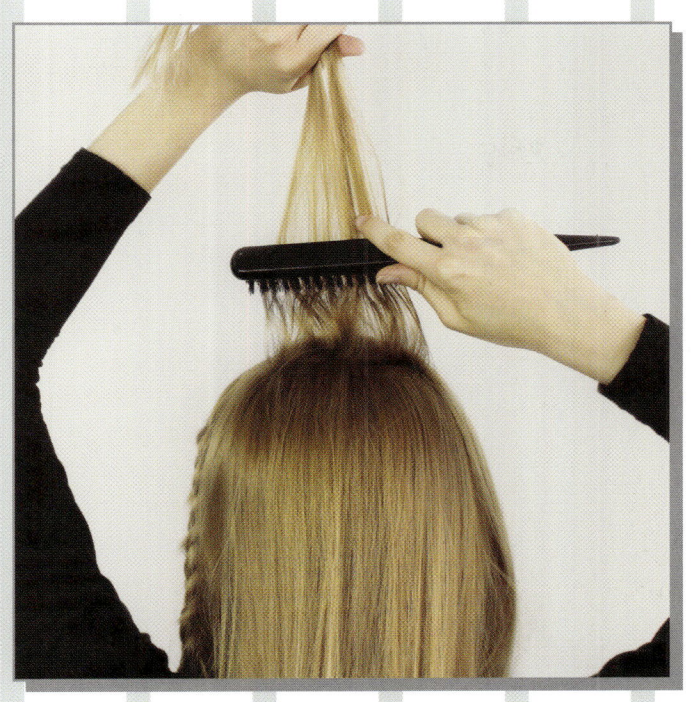

5 Nehmen Sie einen Kamm oder eine Toupierbürste, und bürsten Sie die Strähne mit einer Abwärtsbewegung (»gegen den Strich«), um sie zu toupieren.

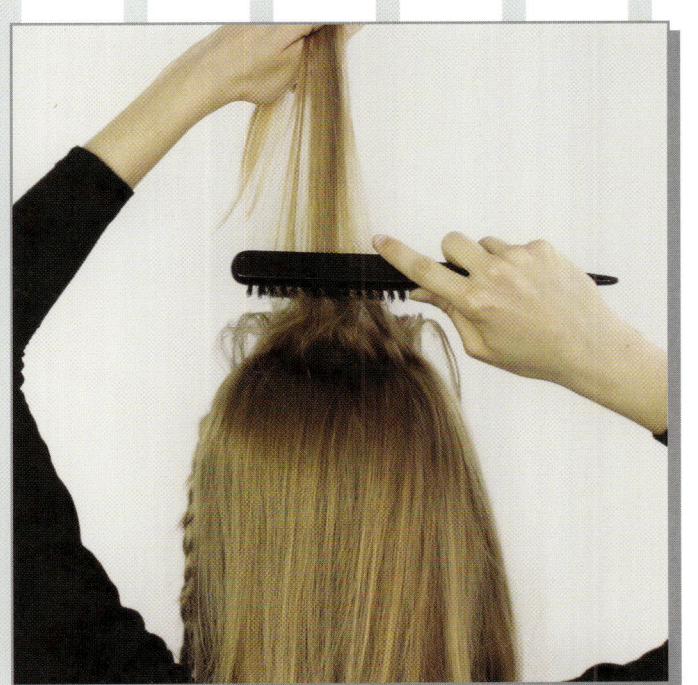

6 Wiederholen Sie dieses Vorgehen mit mehreren Lagen unter der Strähne, die Sie gerade toupiert haben, bis Sie das gewünschte Volumen erreicht haben.

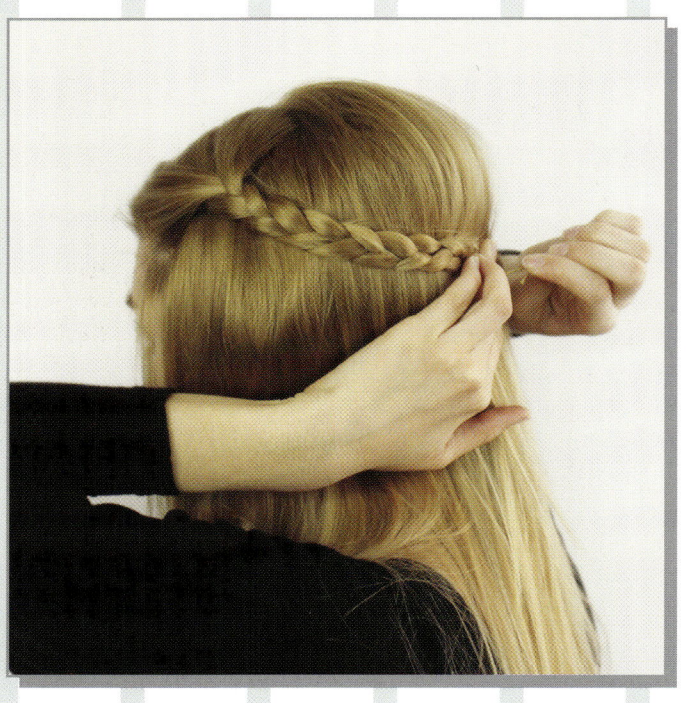

Wenn Sie mit dem Toupieren fertig sind, klappen Sie die toupierten Partien wieder nach unten, und glätten Sie die toupierten Stellen, die unter der glatten obersten Schicht hervorschauen. Am Oberkopf sollte das Haar ein gleichmäßiges Polster bilden. Befestigen Sie einen Zopf unter dem toupierten Teil mit ein paar Haarklemmen.

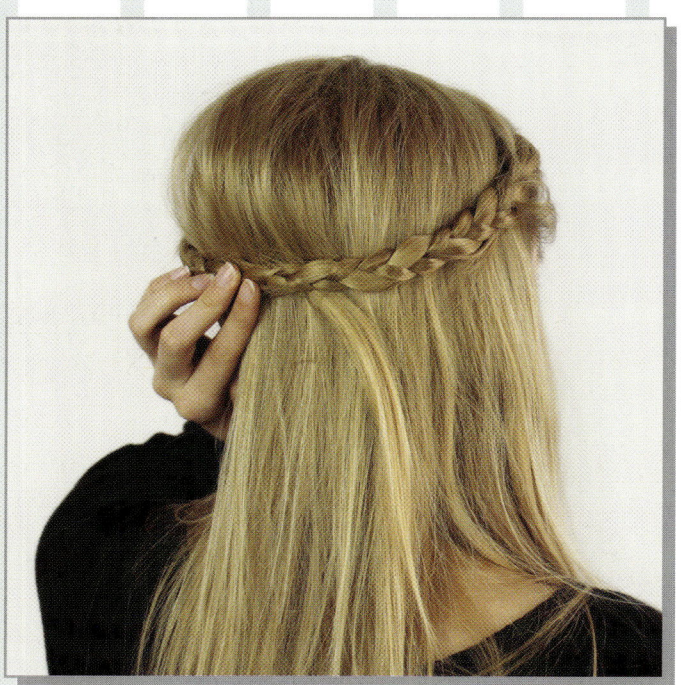

8

Befestigen Sie den zweiten Zopf über dem anderen, und achten Sie darauf, die Haarklemmen in den Zöpfen verschwinden zu lassen.

Der Crisscross-Zopf

Dieser Zopf ist wirklich einfach zu lernen, man beherrscht ihn schon nach kürzester Zeit. Die Raffinesse steckt im Detail, sodass man sich fragen wird, wie Sie diesen filigranen Look bewerkstelligt haben.

Einfach

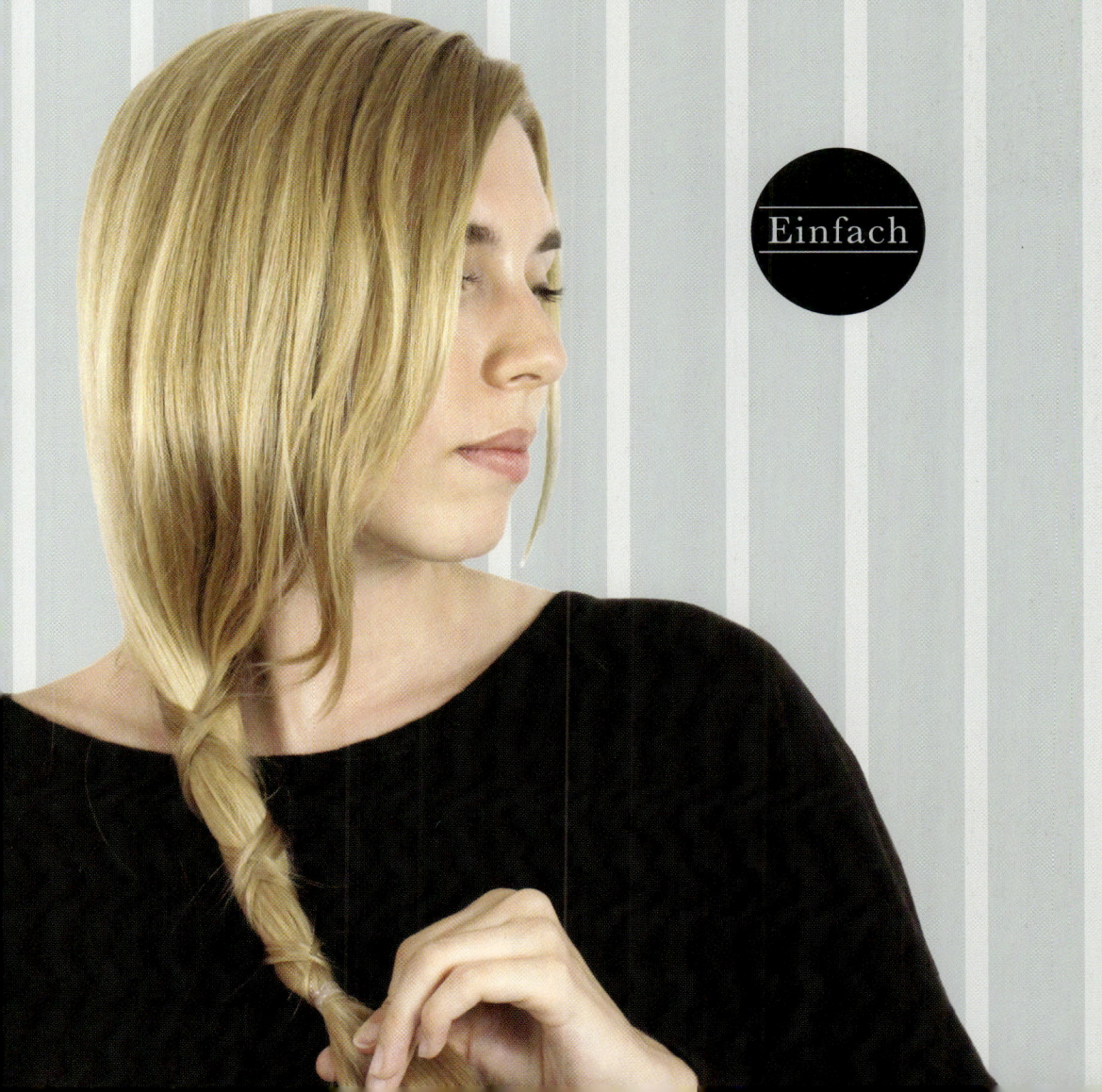

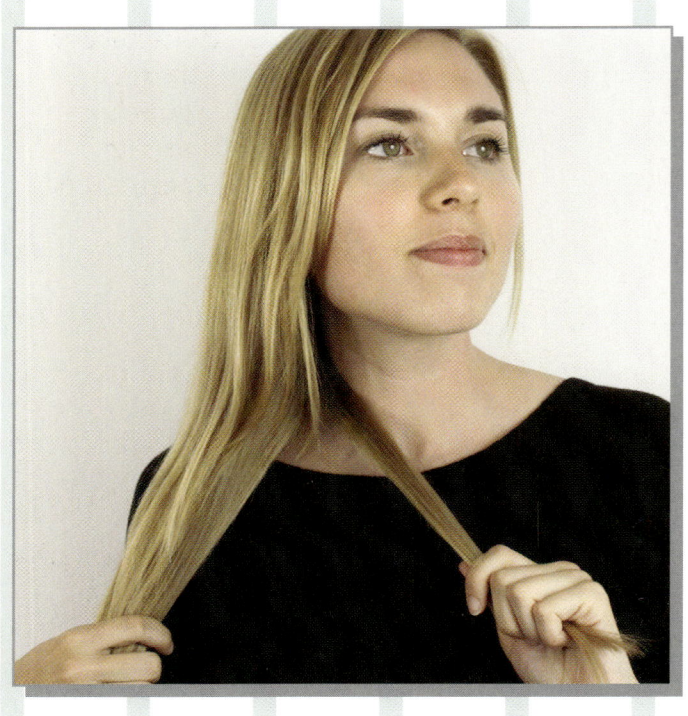

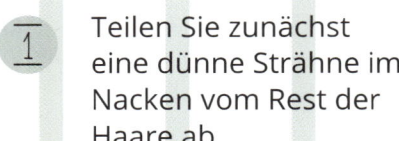

1 Teilen Sie zunächst eine dünne Strähne im Nacken vom Rest der Haare ab.

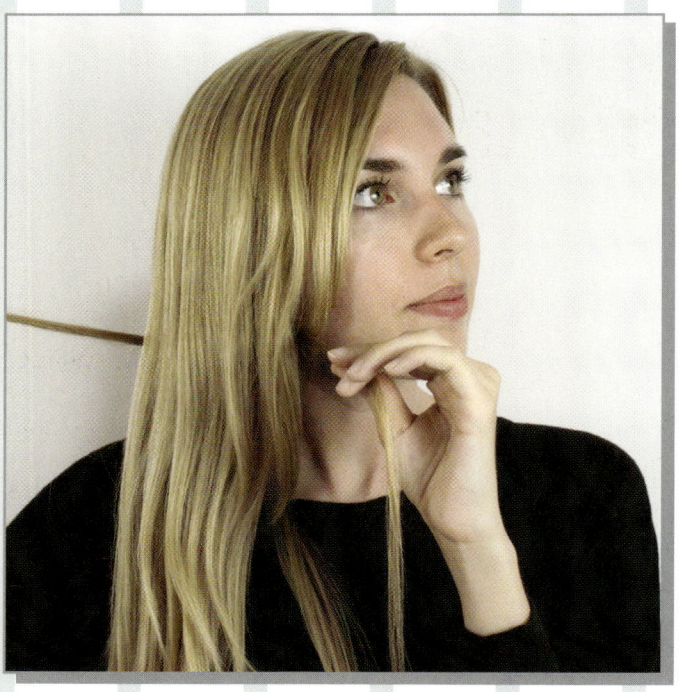

2 Unterteilen Sie diese Strähne in zwei dünnere und eine davon dann nochmals in zwei feine Strähnen. Wickeln Sie eine der beiden feinen Strähnen von links um die restlichen Haare, die andere von rechts.

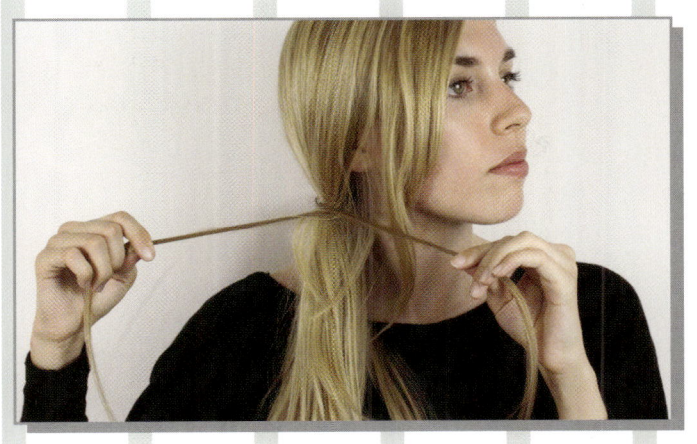

3 Legen Sie diese beiden Strähnen nun über Kreuz. Der große verbliebene Teil sollte wie ein Pferdeschwanz aussehen.

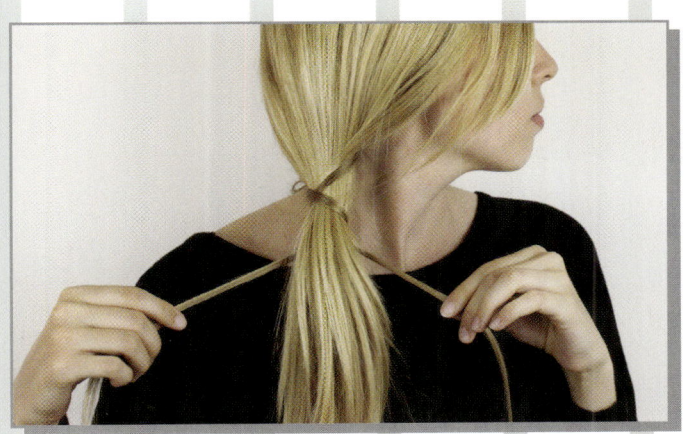

4 Legen Sie die Strähnen nochmals unterhalb des Pferdeschwanzes über Kreuz.

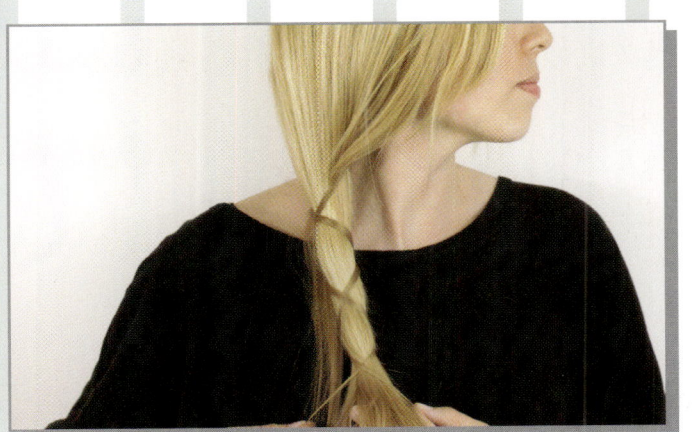

5 Kreuzen Sie die Strähnen weiter über und unter dem Pferdeschwanz, bis Sie dessen Ende erreicht haben. Binden Sie die Haare mit einem Haargummi zusammen.

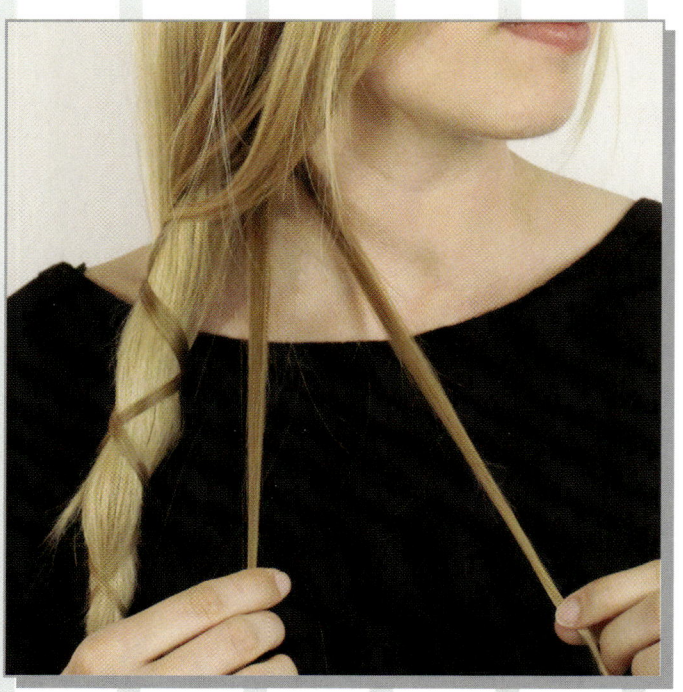

 Wiederholen Sie die Schritte 2 bis 4 mit der ersten Haarsträhne. Achten Sie beim Überkreuzführen der neuen Strähnen darauf, dass diese genau auf den ersten Strähnen aufliegen, sodass die umwickelnden Strähnen ein x-förmiges Muster ergeben. Fixieren Sie die neuen Strähnen am Zopfende mit einem zweiten Haargummi.

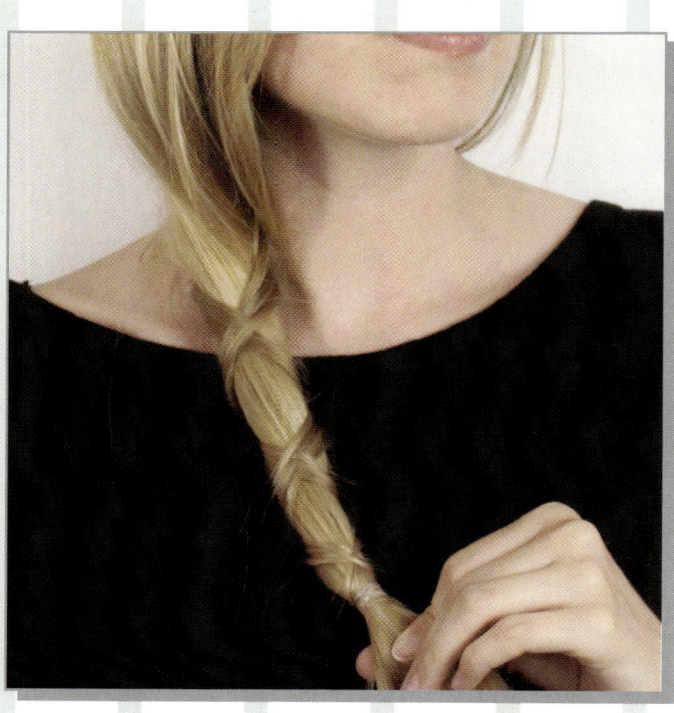

Der doppelte Zopfdutt

Wie der Name schon vermuten lässt, wird dieser elegante Dutt aus zwei einfachen dreisträhnigen Zöpfen gewickelt. Wenn Sie die Frisur noch etwas aufwendiger aussehen lassen wollen, können Sie noch mehr Zöpfe verwenden, der Dutt sieht jedoch schon mit zwei Zöpfen großartig aus.

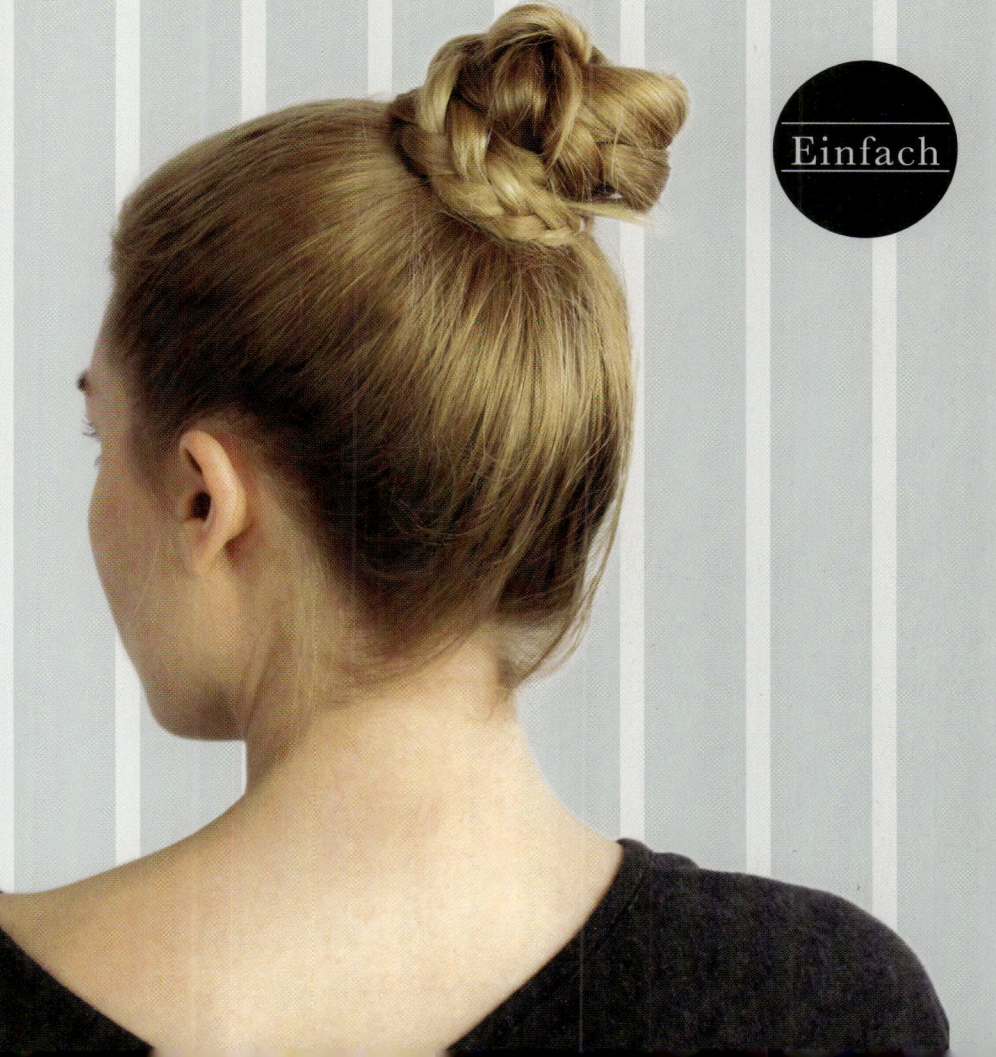

Einfach

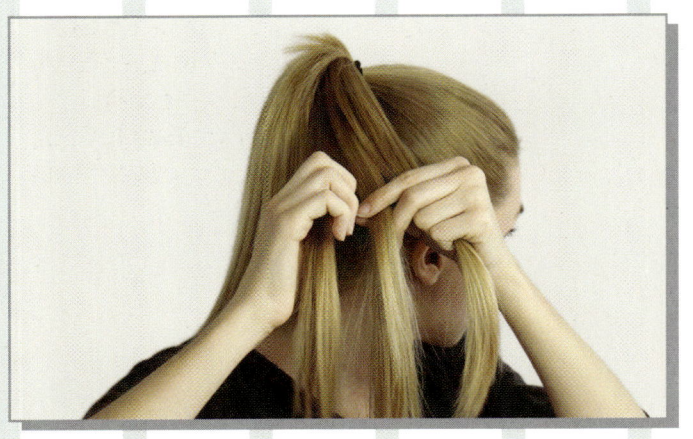

1 Binden Sie Ihr Haar zum Pferdeschwanz zusammen, und teilen Sie diesen in zwei Stränge. Unterteilen Sie einen dieser Stränge in drei Strähnen.

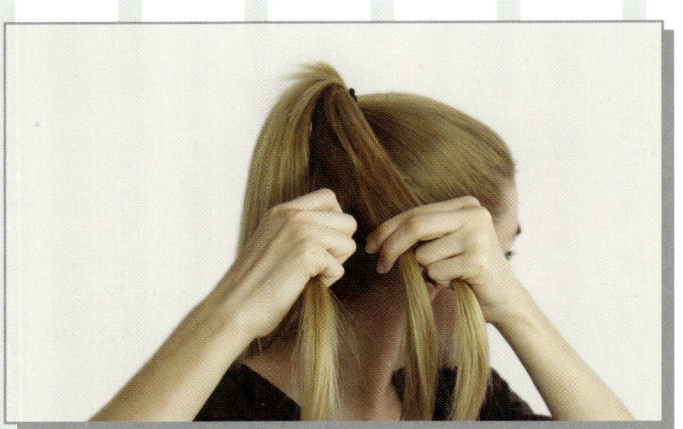

2 Nehmen Sie die linke Strähne, und legen Sie sie über die Strähne in der Mitte.

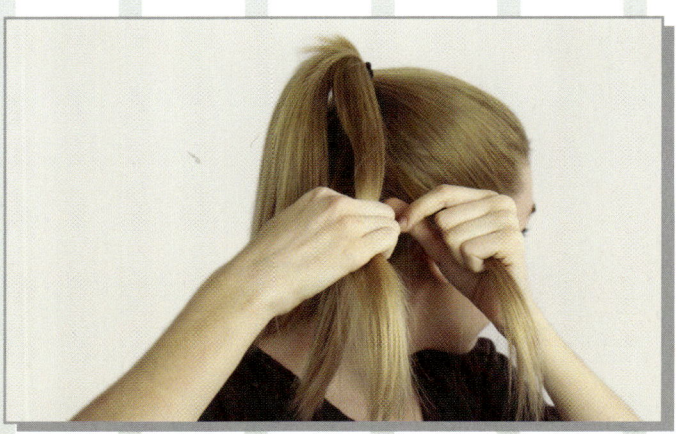

3 Nehmen Sie nun die rechte Strähne, und legen Sie sie über die mittlere.

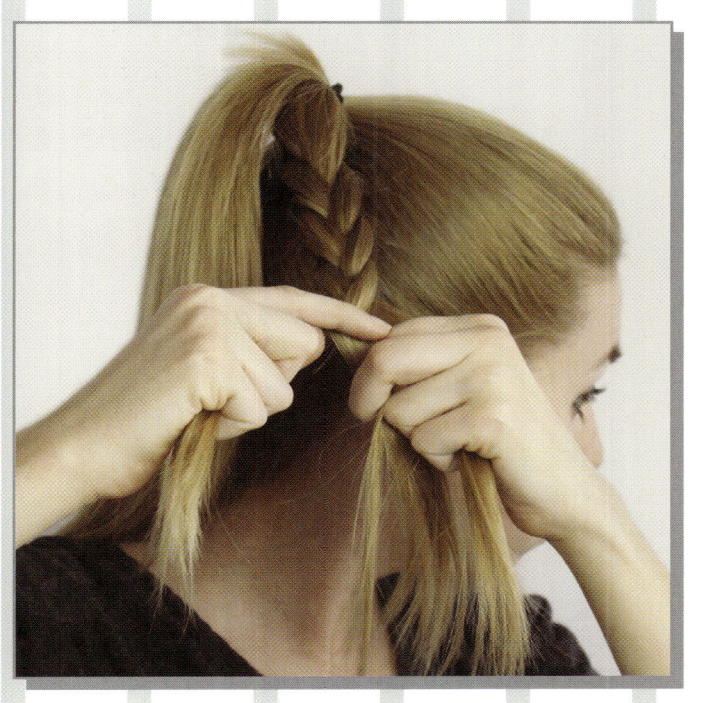

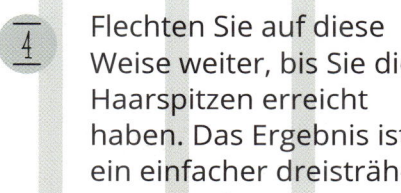

4 Flechten Sie auf diese Weise weiter, bis Sie die Haarspitzen erreicht haben. Das Ergebnis ist ein einfacher dreisträhniger Zopf.

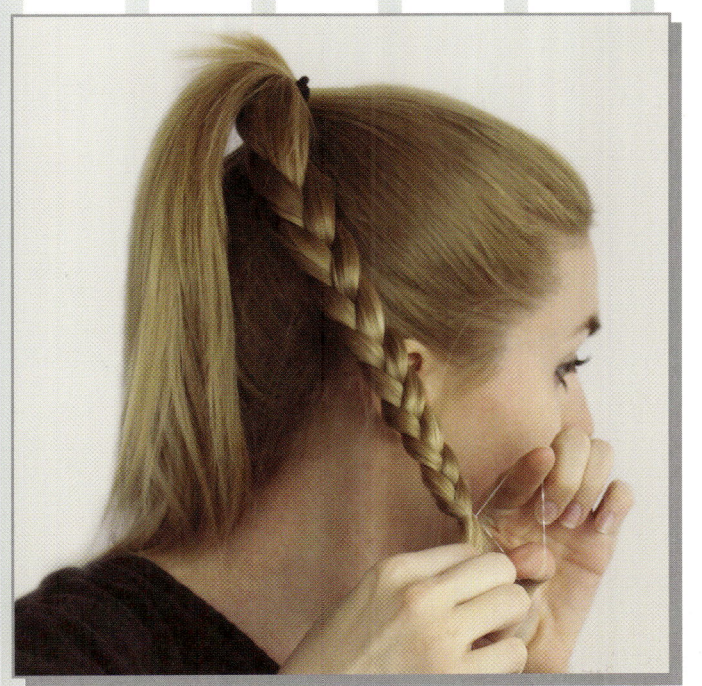

5 Binden Sie den Zopf mit einem Haargummi zusammen.

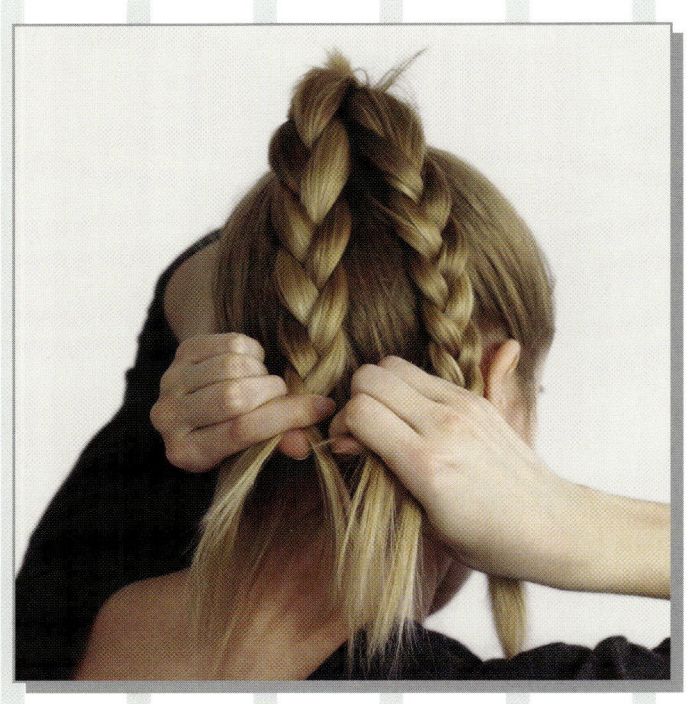

6 Nehmen Sie nun den verbliebenen Strang Ihres Pferdeschwanzes, und flechten Sie daraus einen zweiten dreisträhnigen Zopf, wiederholen Sie also die Schritte 2 bis 4.

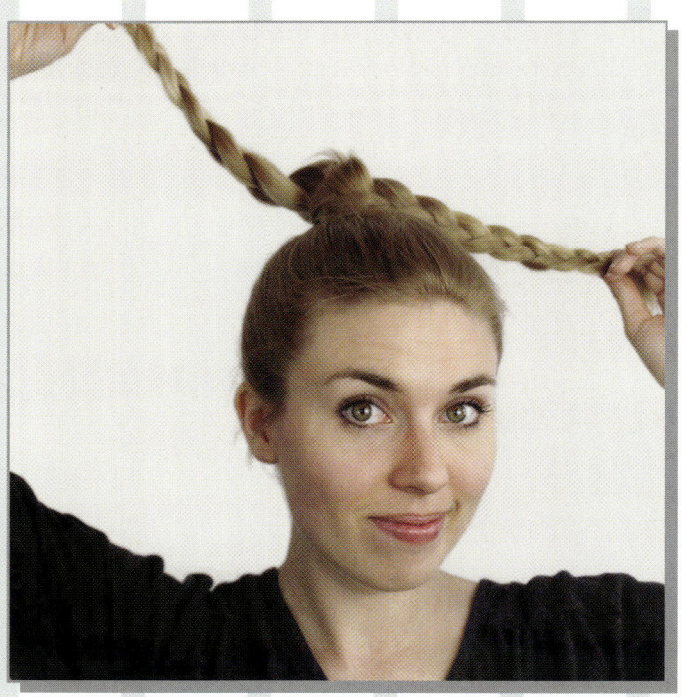

7 Wickeln Sie den einen Zopf um die Basis des anderen, bis daraus ein Dutt entstanden ist.

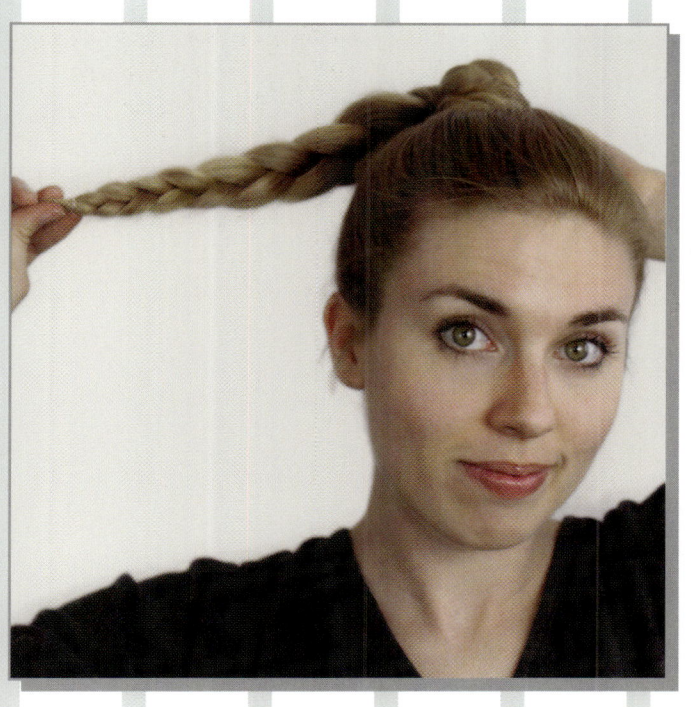

8 Fixieren Sie den Dutt mit einer Haarklemme.

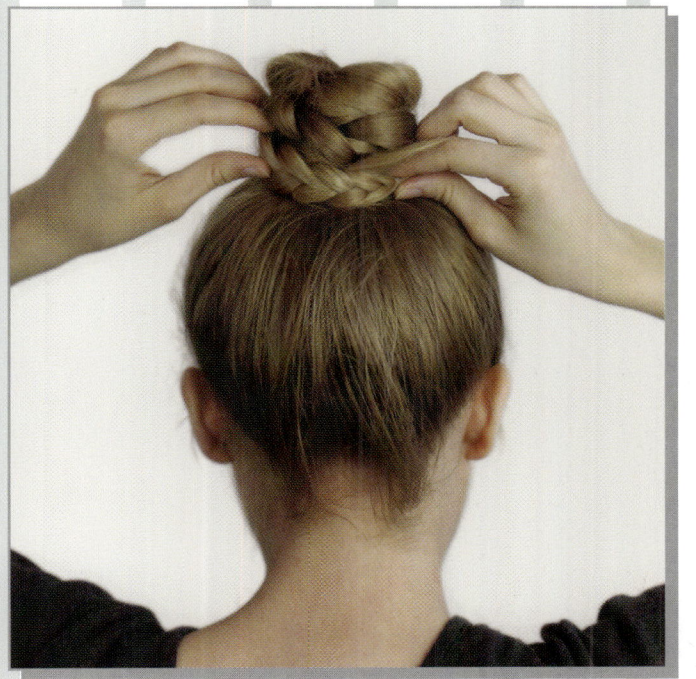

9 Wickeln Sie den verbliebenen Zopf um den Dutt, und fixieren Sie ihn mit Haarklemmen.

Der Schlangenzopf

Es kann gut sein, dass Sie so etwas wie den Schlangenzopf bisher noch nicht gesehen haben. Er sieht kompliziert aus, ist in Wirklichkeit aber unglaublich einfach. Für diese Hingucker-Frisur müssen Sie als Grundlage nur den einfachen dreisträhnigen Zopf beherrschen. Denn mit nur wenigen Tricks kreiert man daraus diesen raffinierten Look. Egal, ob Sie den fertigen Zopf nach hinten gebunden tragen oder herabhängen lassen – man wird sich nach Ihnen umdrehen!

Einfach

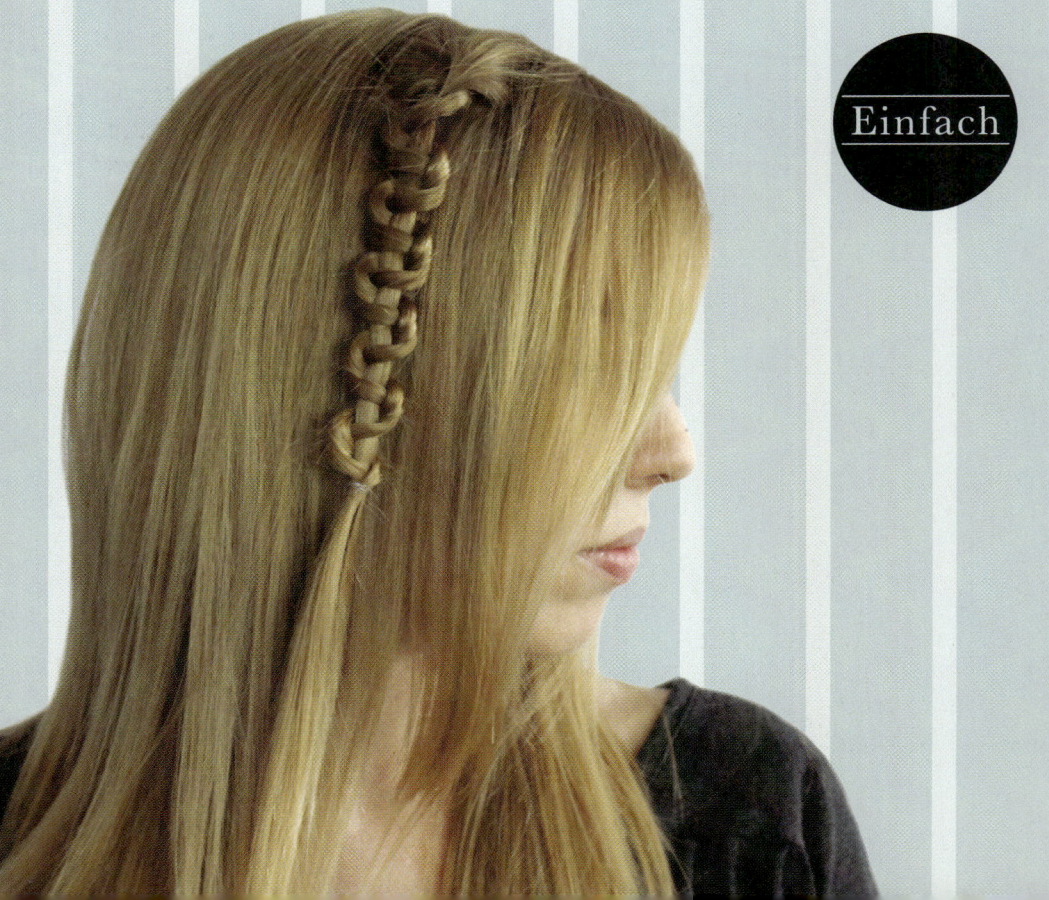

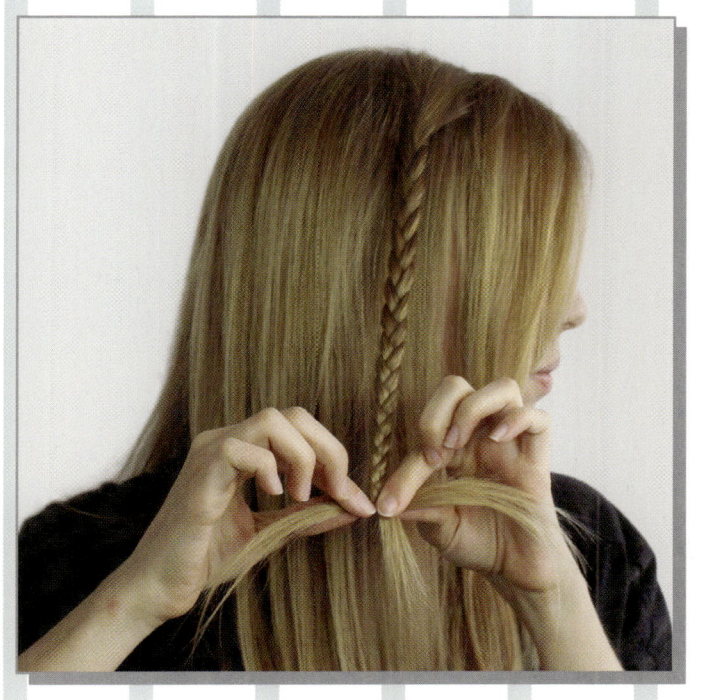

1 Nehmen Sie auf der rechten Seite in der Mitte des Kopfes eine mittelstarke Haarsträhne auf, und flechten Sie einen einfachen dreisträhnigen Zopf, indem Sie erst die rechte und dann die linke Strähne über die mittlere legen. Nehmen Sie vor allem als Anfängerin lieber keine zu dünnen Haarsträhnen, das macht die nächsten Schritte schwieriger. Achten Sie außerdem darauf, weder zu fest noch zu locker zu flechten.

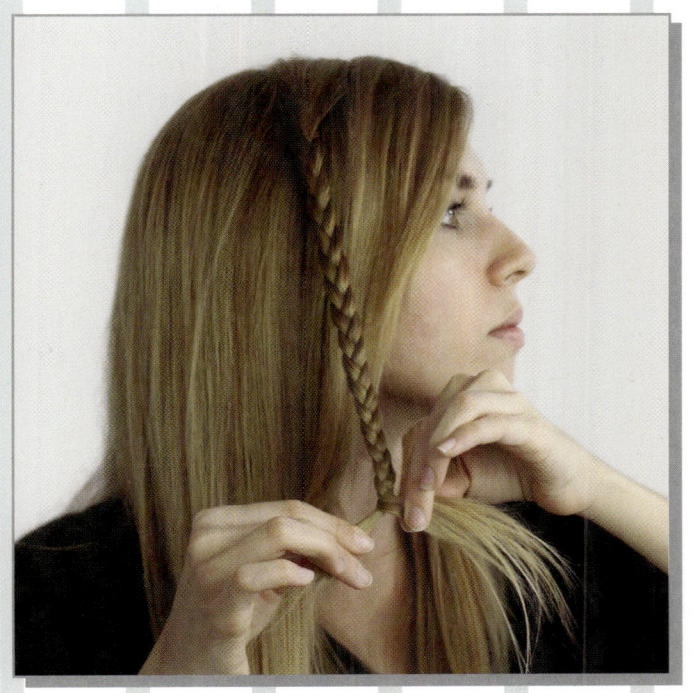

2 Flechten Sie weiter, bis Sie zu den Spitzen gelangt sind. Nehmen Sie nun die rechte und die linke Strähne in die eine Hand und die mittlere Strähne in die andere.

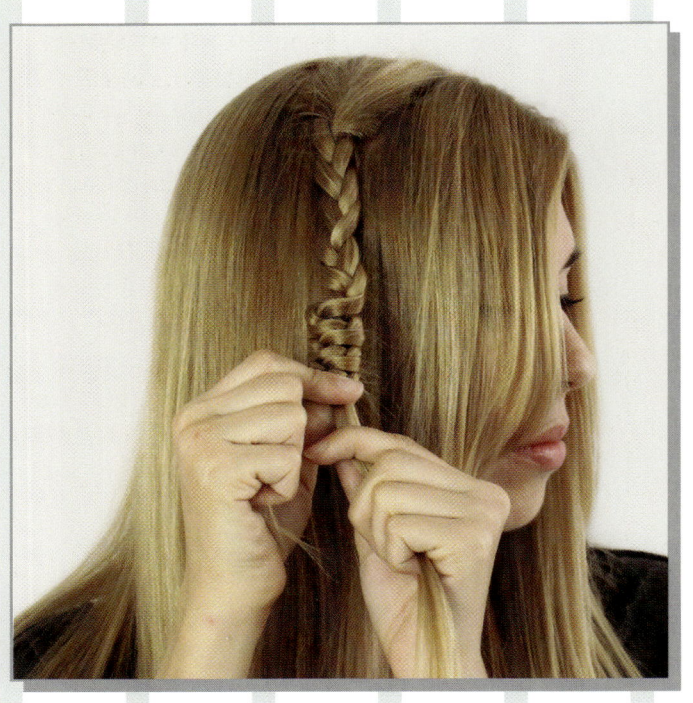

Halten Sie die mittlere Strähne gut fest, und schieben Sie die beiden verbleibenden Strähnen mit der anderen Hand an der mittleren Strähne entlang aufwärts.

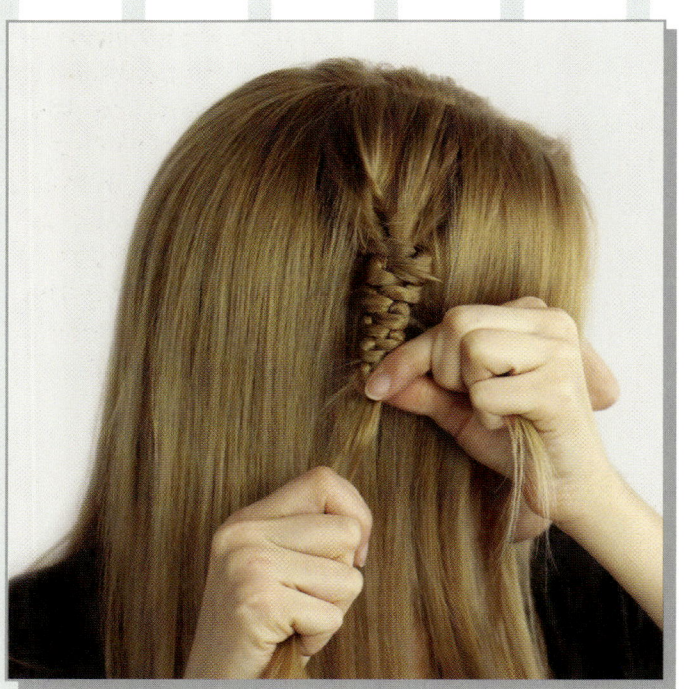

4

Schieben Sie diese Strähnen so weit nach oben, bis sie vollkommen zusammengeschoben sind.

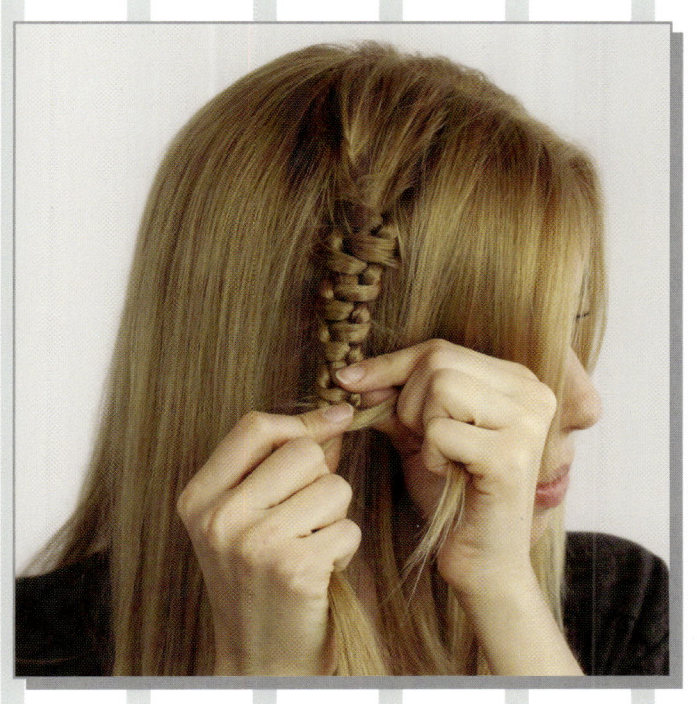

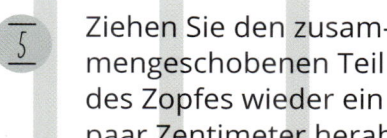 Ziehen Sie den zusammengeschobenen Teil des Zopfes wieder ein paar Zentimeter herab.

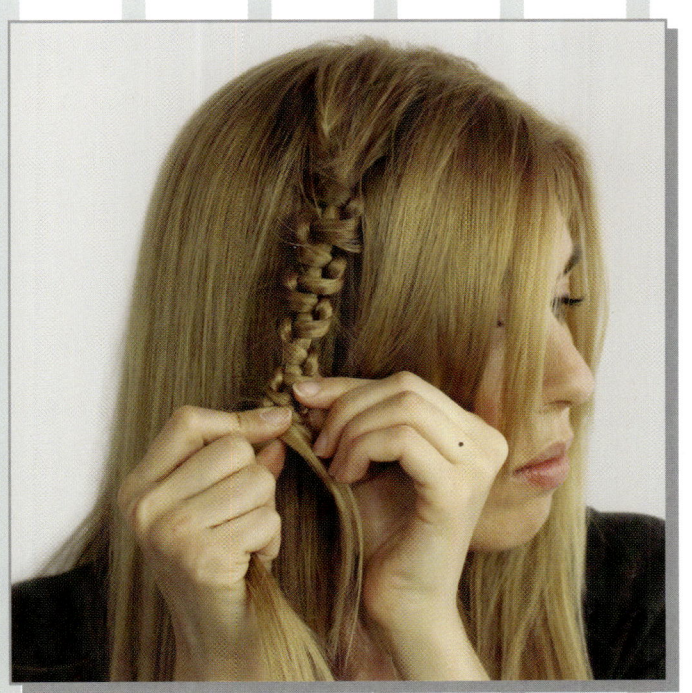

6 Halten Sie die mittlere Strähne mit der einen Hand weiterhin gut fest, während Sie den Rest mit der anderen Hand gleichmäßig verteilen. Dies gelingt Ihnen, indem Sie ihn nach unten oder oben verschieben, je nachdem, wie es erforderlich ist.

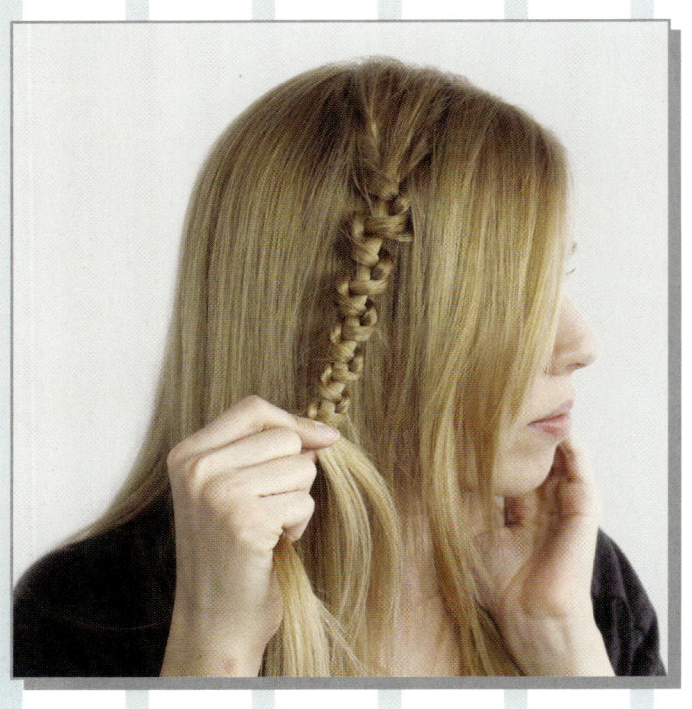

7 Binden Sie das untere Ende des Zopfes, das sich etwa auf der Hälfte Ihrer Haarlänge befinden sollte, mit einem Haargummi zusammen.

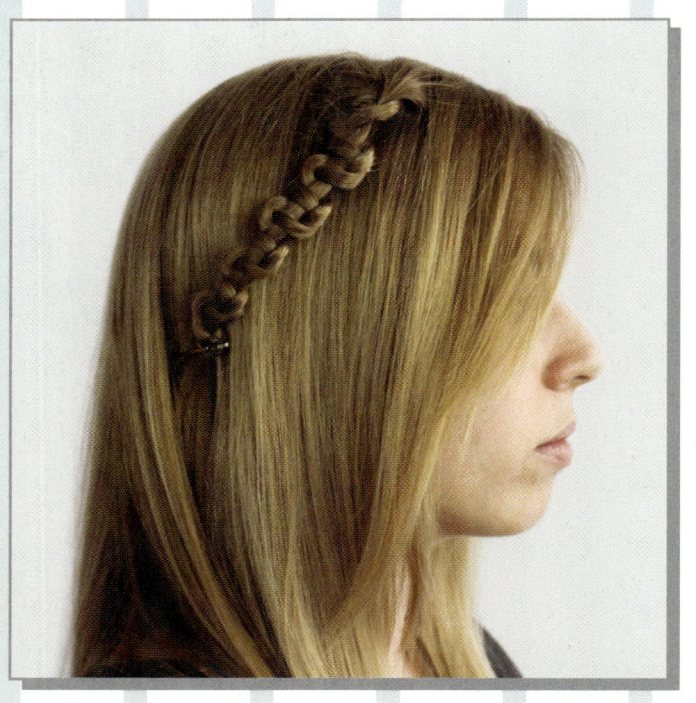

8 Alternativ können Sie den Zopf mit einer Haarklemme nach hinten stecken.

Der Milchmädchenzopf

Milchmädchenzöpfe sind ein Klassiker, der nie aus der Mode kommen wird. Da er aus zwei einfachen dreisträhnigen Zöpfen besteht, ist diese Frisur ideal für all diejenigen, die gerade erste Erfahrungen mit dem Flechten sammeln. Dieser bezaubernde Look gelingt wirklich jedem. Es ist also gar nicht schwer, diese Frisur zu flechten, die Ihnen einen Hauch von volkstümlicher Ursprünglichkeit verleiht.

Einfach

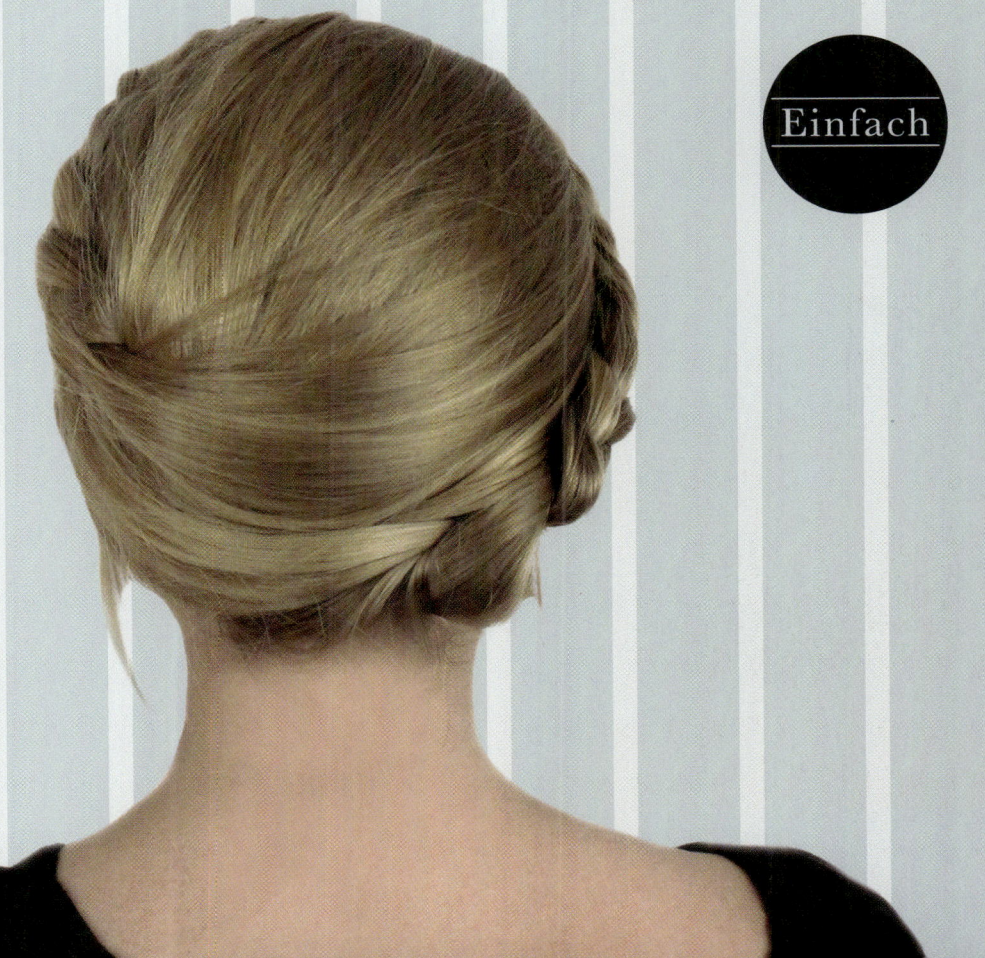

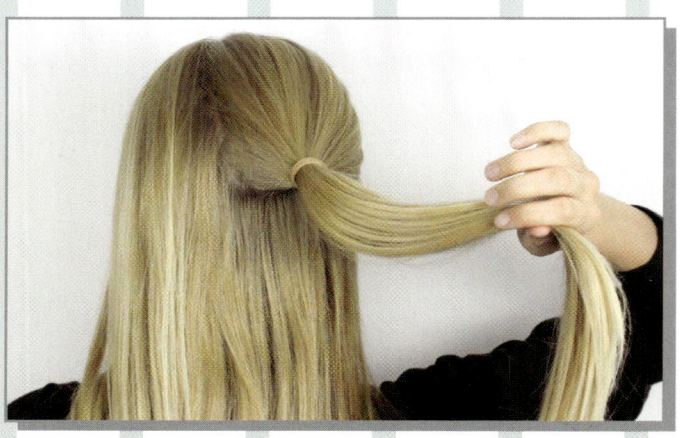

1 Teilen Sie das rechte obere Viertel Ihrer Haare ab, und fassen Sie sie zu einem Pferdeschwanz zusammen. Fixieren Sie diesen mit einem Haargummi, damit er nicht im Weg ist.

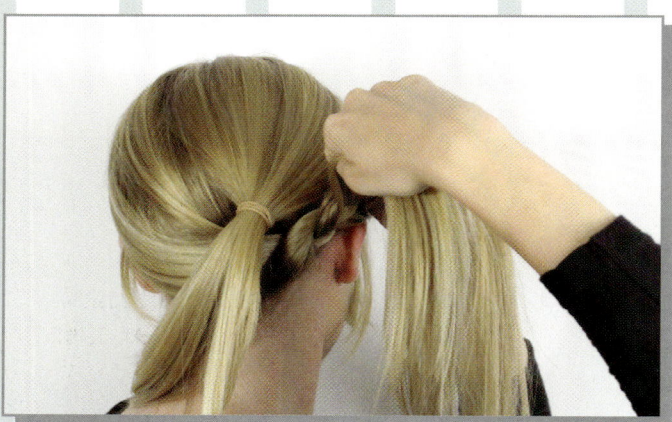

2 Ziehen Sie die Haare von der linken Seite zur rechten hinüber, und flechten Sie aufwärtsgerichtet einen einfachen dreisträhnigen Zopf. Achten Sie darauf, alle losen Haare einzuarbeiten.

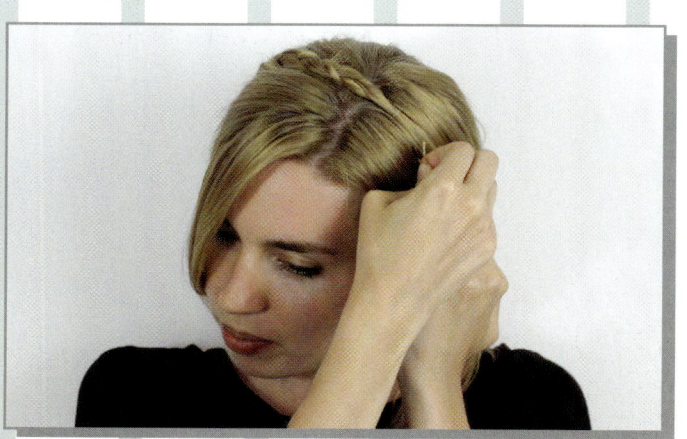

3 Flechten Sie den Zopf bis zu den Haarspitzen, und binden Sie ihn mit einem Haargummi zusammen. Stecken Sie den Zopf dort, wo es Ihnen optisch am besten erscheint, am Oberkopf fest.

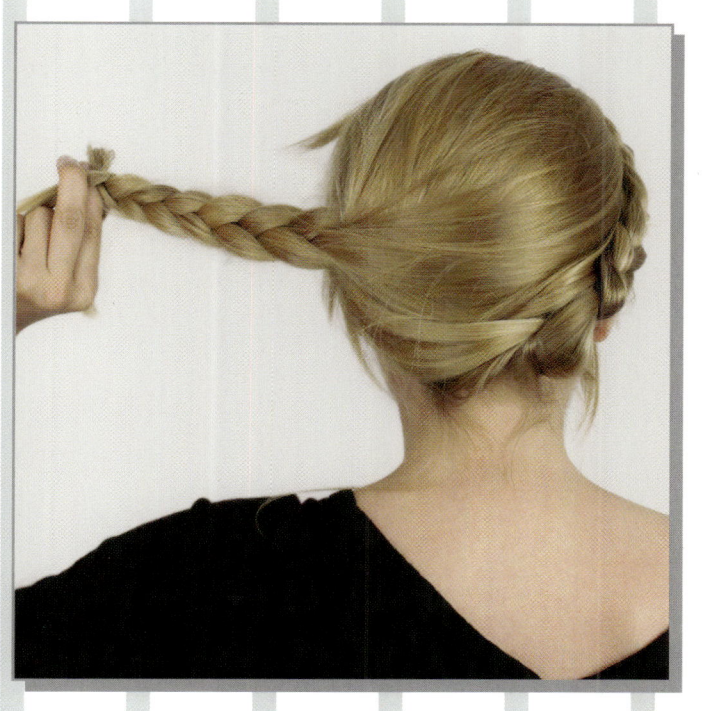

 Nehmen Sie den Haargummi aus dem Pferdeschwanz, den Sie zu Beginn gemacht haben, und ziehen Sie das Haar zur linken Seite hinüber. Flechten Sie einen nach oben gerichteten dreisträhnigen Zopf. Wenn Sie an den Haarspitzen angelangt sind, binden Sie den Zopf mit einem Haargummi zusammen.

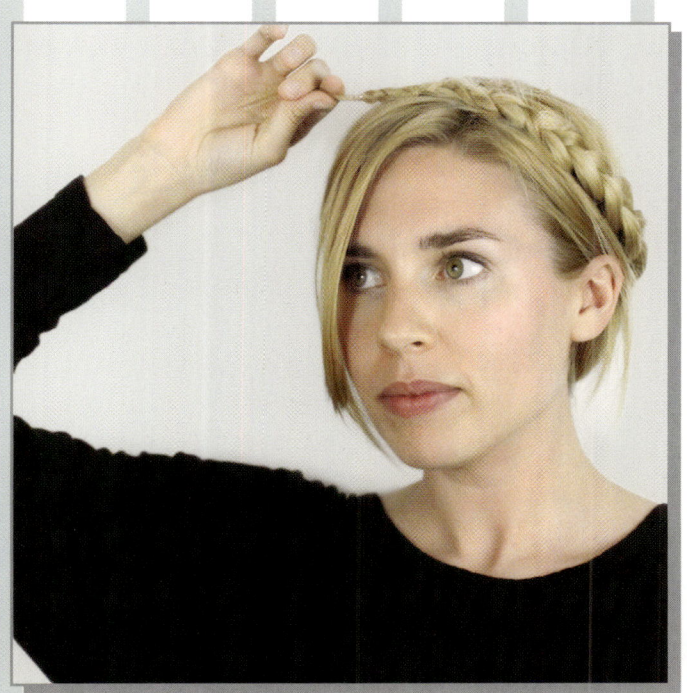

 Stecken Sie den Zopf mit Haarklemmen am Oberkopf fest. Achten Sie dabei darauf, die Enden beider Zöpfe unter dem jeweils anderen festzustecken, sodass man sie nicht sieht.

Zopf in Zopf

Bei dieser unkomplizierten Frisur nimmt man lediglich zwei einfache dreisträhnige Zöpfe zu einem dickeren Zopf zusammen, daher eignet sie sich für alle Erfahrungsniveaus. Diese Flechtfrisur sieht bei glattem Haar ebenso schön aus wie bei lockigem.

Einfach

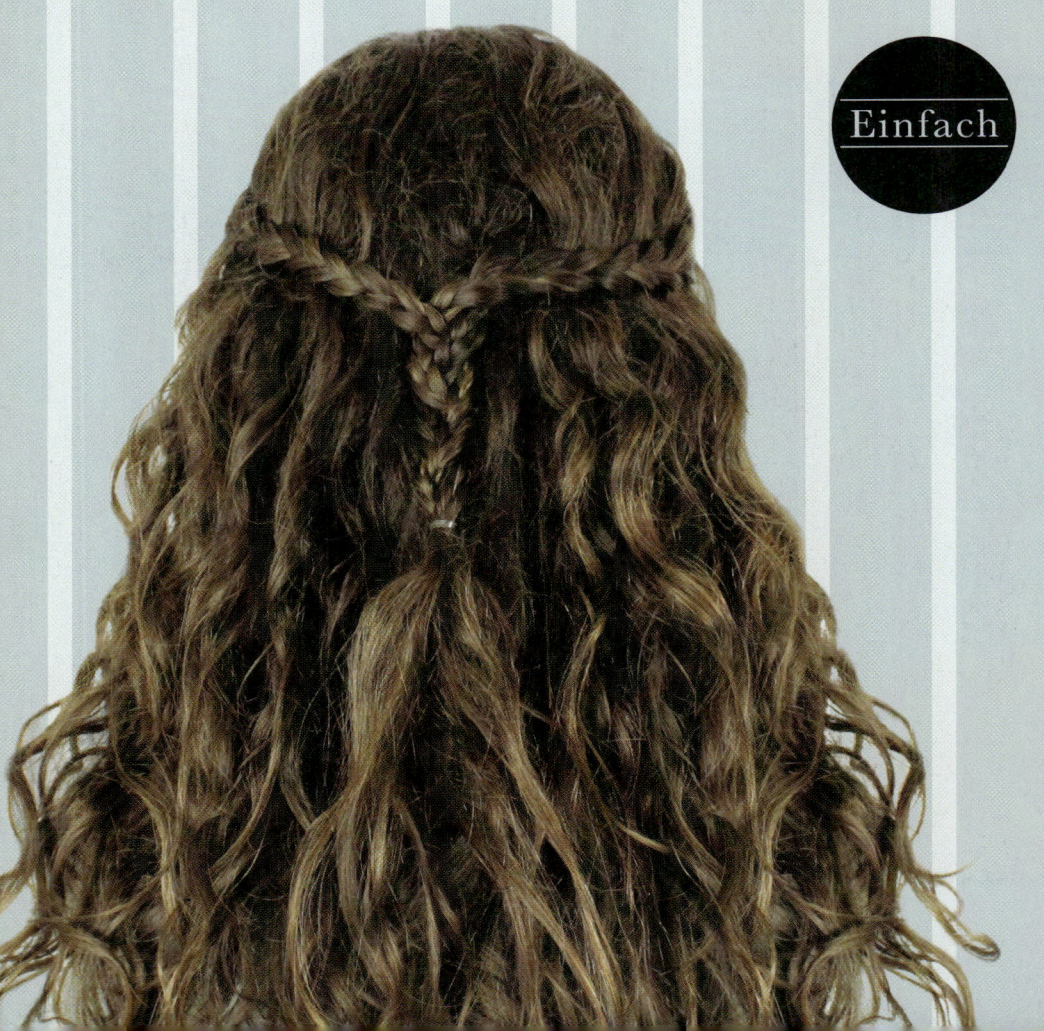

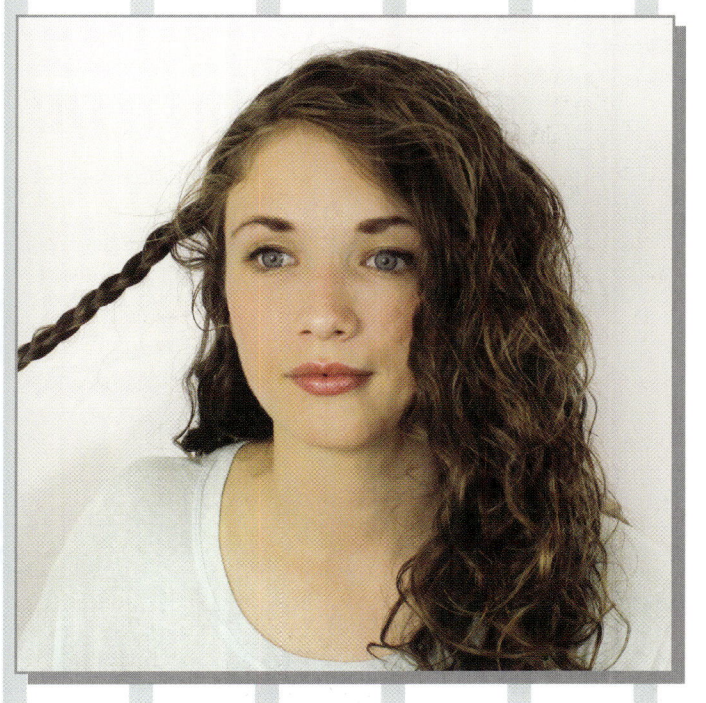

1 Scheiteln Sie Ihr Haar. Nehmen Sie auf der einen Seite Ihres Kopfes eine Partie Haare auf, und unterteilen Sie diese in drei Strähnen. Flechten Sie einen einfachen dreisträhnigen Zopf, indem Sie abwechselnd die rechte und die linke Strähne über die mittlere legen. Flechten Sie den Zopf bis zu den Haarspitzen, und binden Sie ihn mit einem Haargummi zusammen.

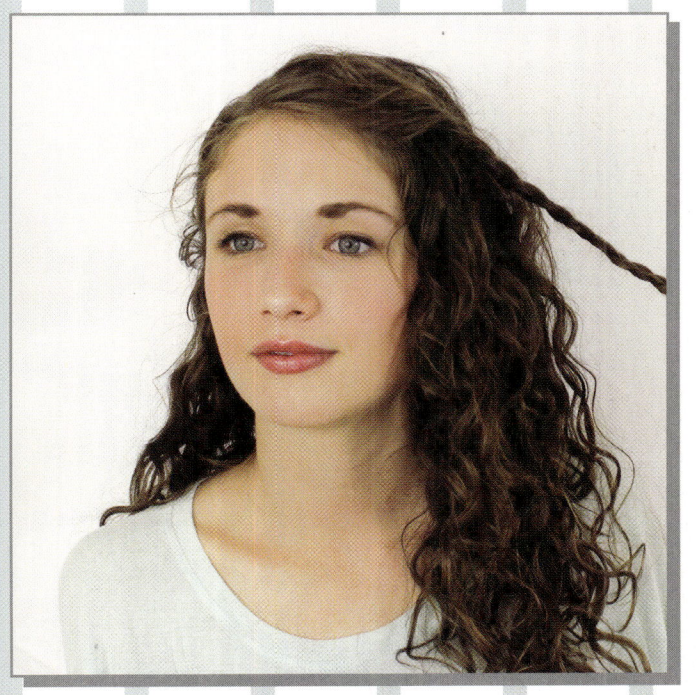

2 Wiederholen Sie das Ganze auf der anderen Kopfseite.

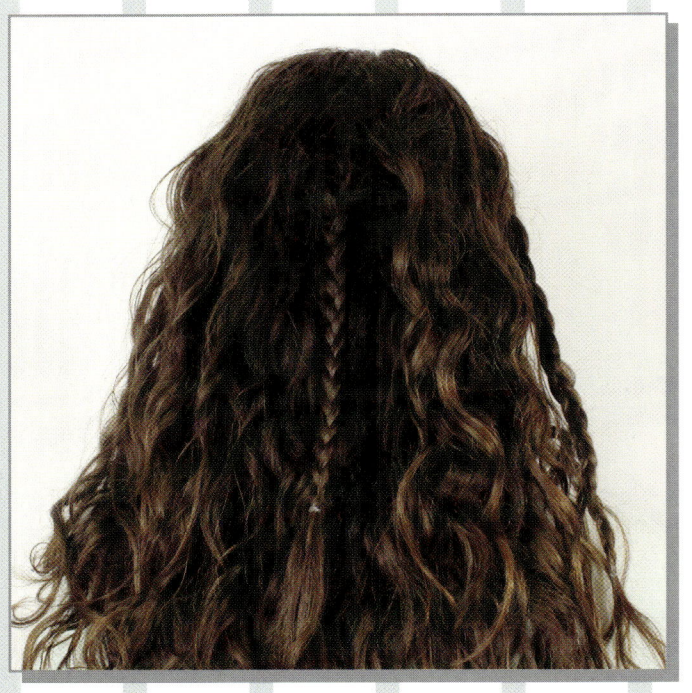

3 Nehmen Sie ein paar Zentimeter unterhalb des Oberkopfes einen Strang auf, und unterteilen Sie ihn in drei Strähnen. Wiederholen Sie Schritt 1, und flechten Sie auch aus diesem Strang einen einfachen dreisträhnigen Zopf.

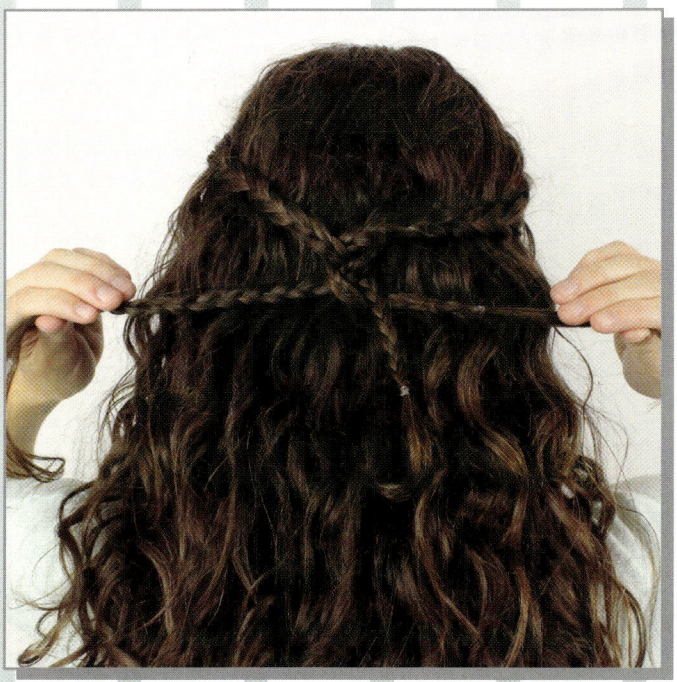

4 Flechten Sie aus den drei Zöpfen einen dicken dreisträhnigen Zopf, indem Sie nun zuerst den rechten Zopf und dann den linken über den mittleren legen. Flechten Sie den Zopf bis zu den Haarspitzen. Binden Sie ihn anschließend mit einem Haargummi zusammen.

Der falsche Ährenzopf

Der falsche Ährenzopf eignet sich perfekt für Tage, an denen Sie die Schlummertaste ein paarmal zu oft gedrückt haben. Er sieht dem Ährenzopf (siehe S. 64) verblüffend ähnlich, benötigt aber nur einen Bruchteil der Zeit und ist für Flechtneulinge weit weniger einschüchternd. Ein weiterer Vorteil besteht darin, dass diese Haartracht äußerst stabil ist und man sich keine Sorgen zu machen braucht, dass sie im Laufe des Tages auseinanderfallen könnte.

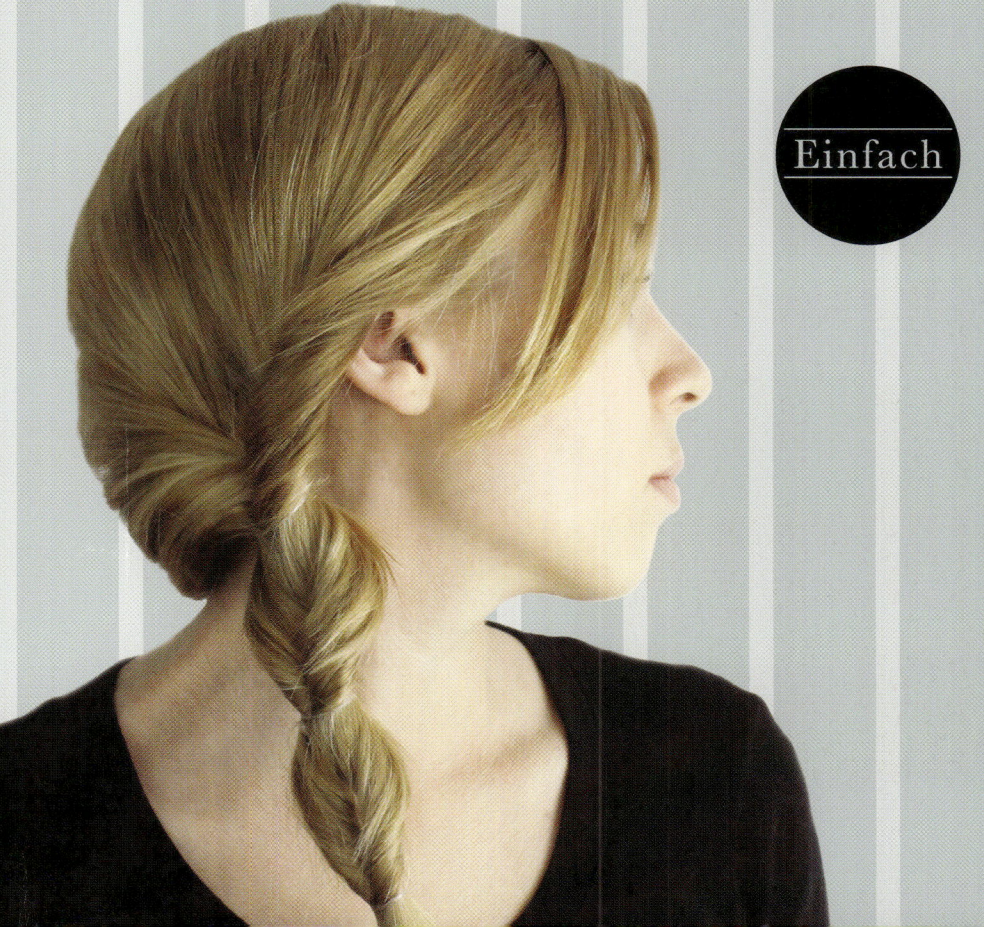

Einfach

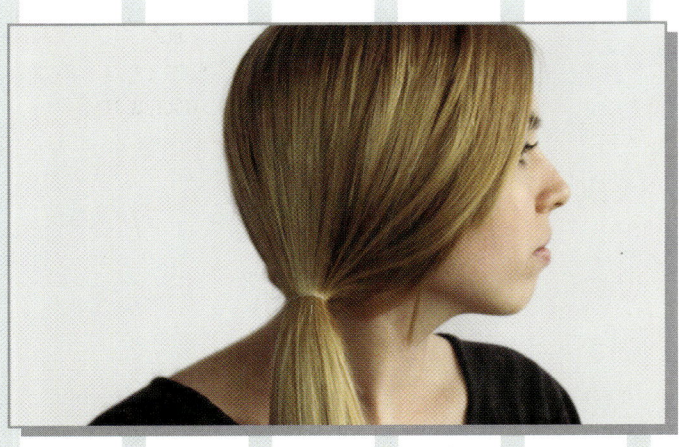

1 Fassen Sie Ihr Haar seitlich zum Pferdeschwanz zusammen, und binden Sie einen Haargummi darum.

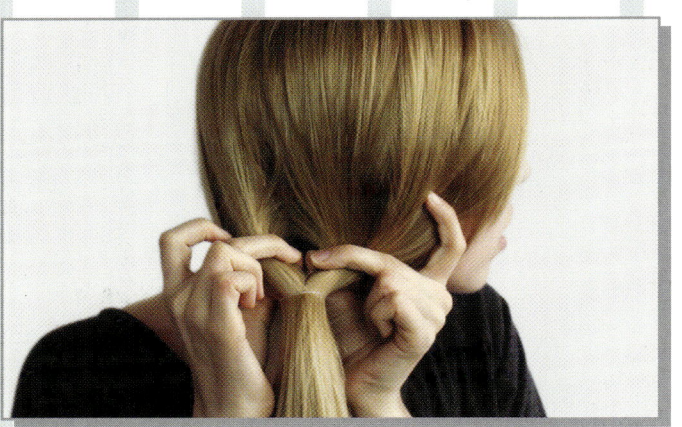

2 Teilen Sie das Haar über dem Haargummi, sodass eine Lücke entsteht.

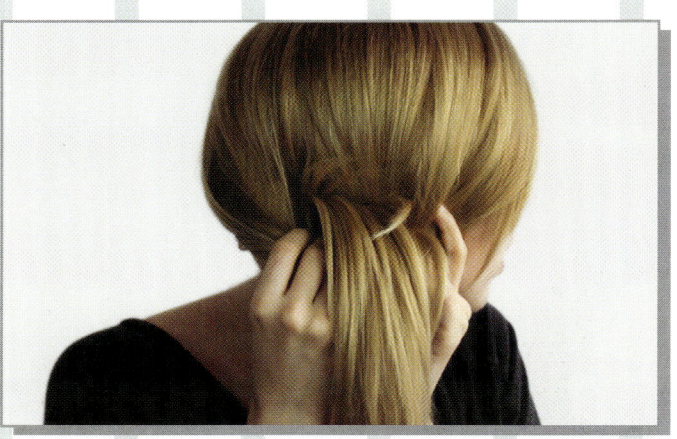

3 Schieben Sie den Pferdeschwanz in diese Lücke.

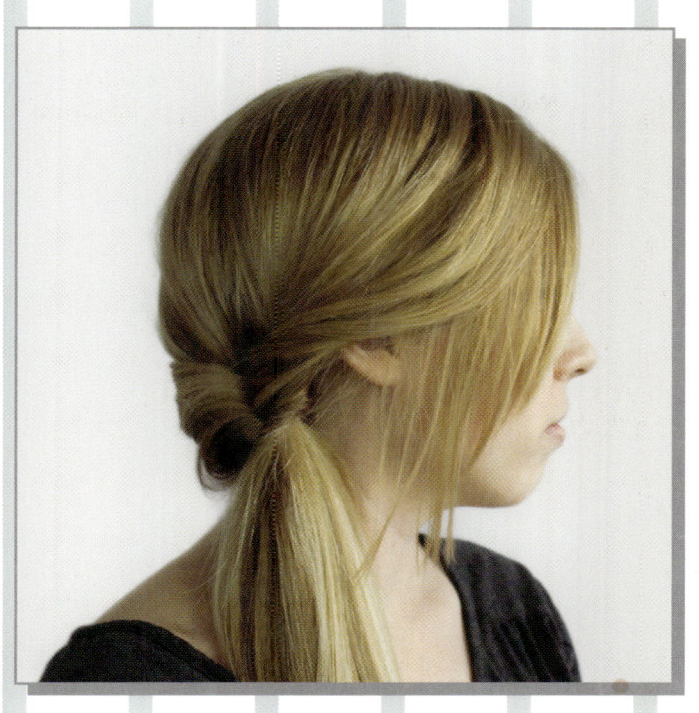

4 Ziehen Sie den ganzen Pferde-schwanz hindurch.

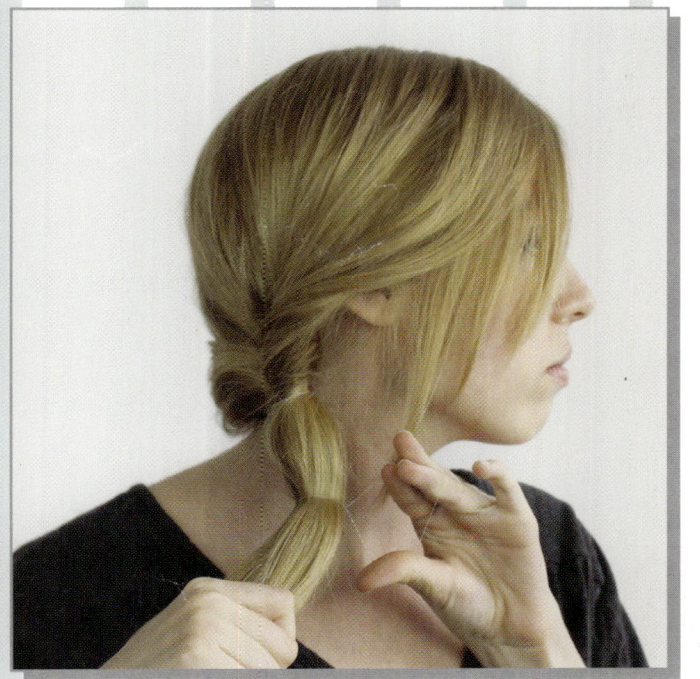

5 Binden Sie ein paar Zentimeter darunter einen weiteren Haar-gummi in den Pferde-schwanz.

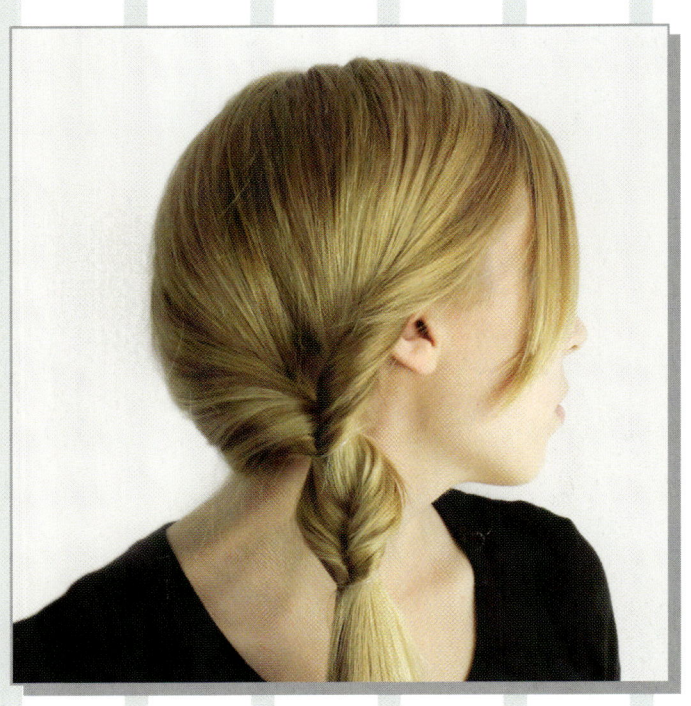

 Wiederholen Sie die Schritte 2 bis 4, und zwar über dem letzten Haargummi.

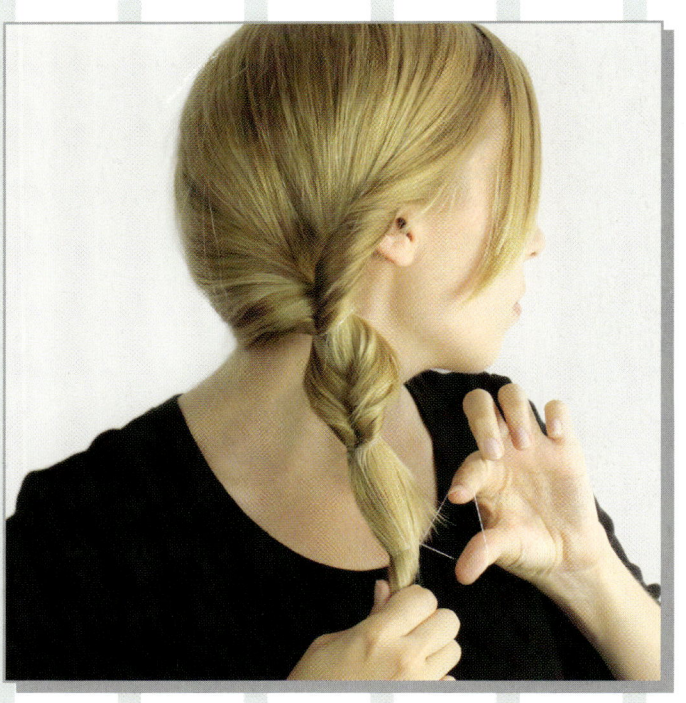

 Wenn Sie sehr langes Haar haben, können Sie die Schritte 5 und 6 so oft wiederholen, wie es Ihnen für Ihre Haarlänge am besten gefällt.

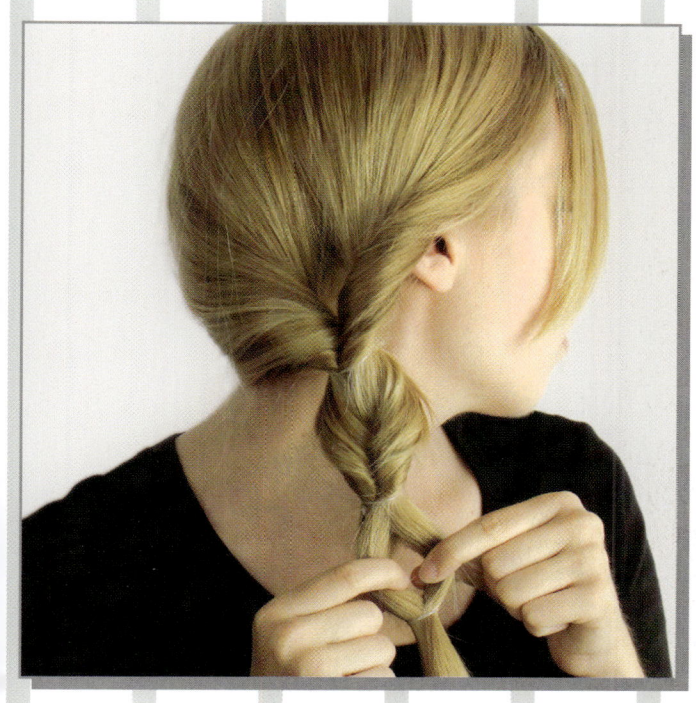

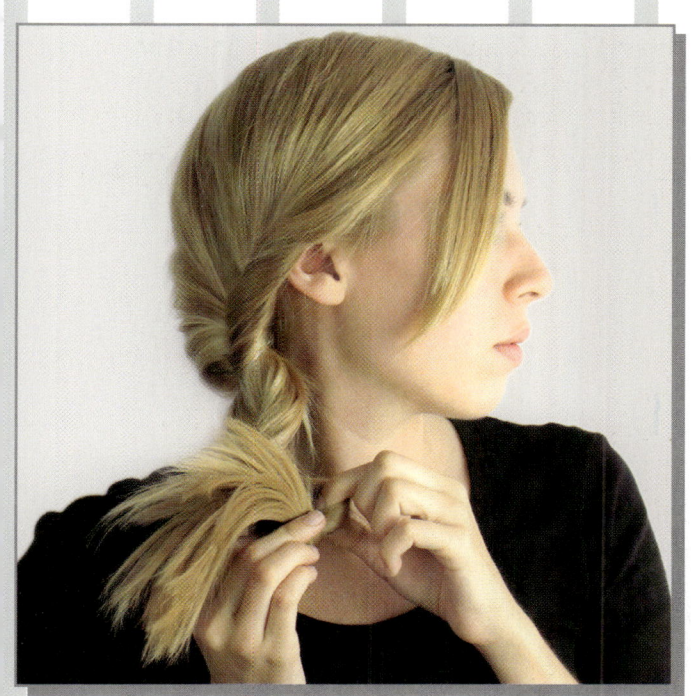

Der Achterzopf

Der Achterzopf gehört zu den Frisuren, die minutenschnell gemacht sind. Er ist leicht zu flechten, sieht aber dennoch anspruchsvoll aus, sodass Sie ohne großen Aufwand einen professionell gestylten Eindruck erwecken können.

Einfach

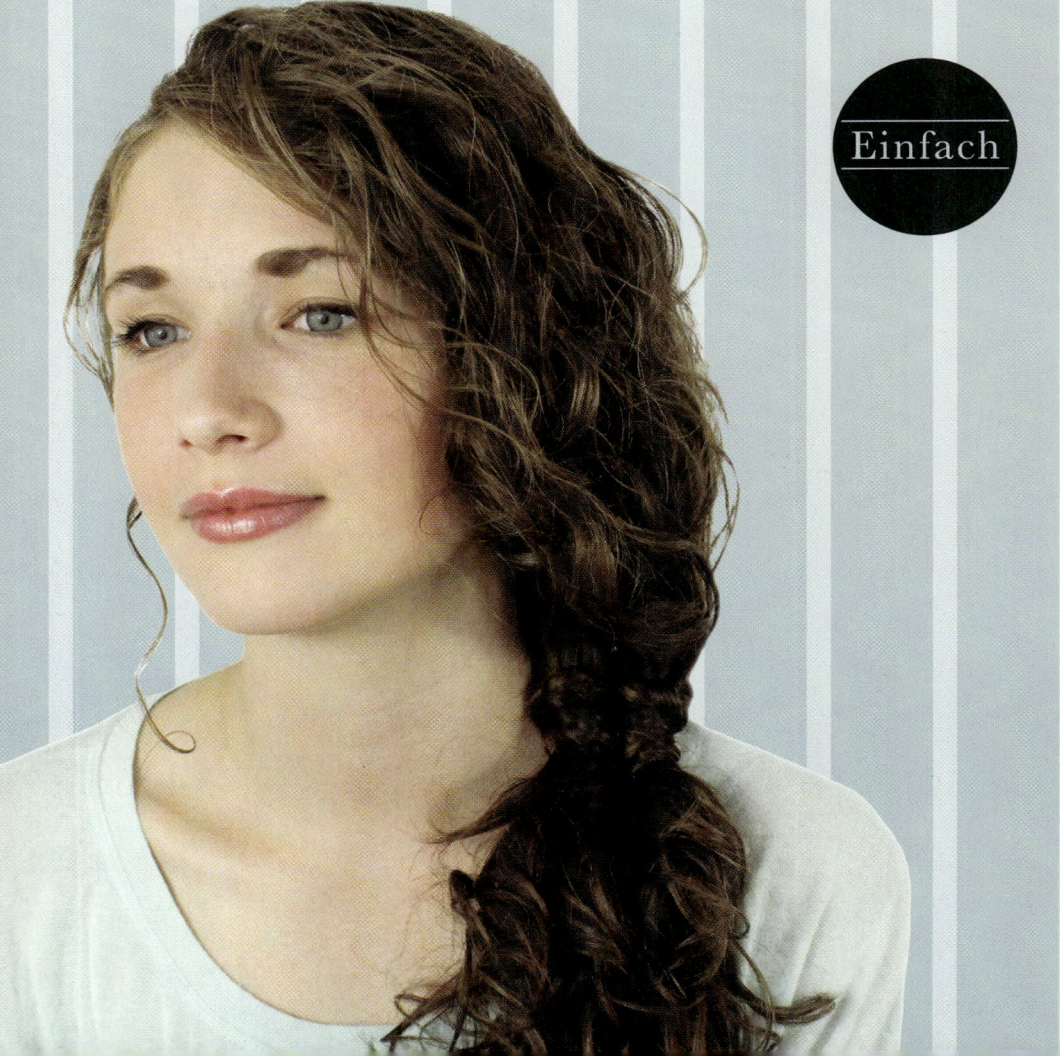

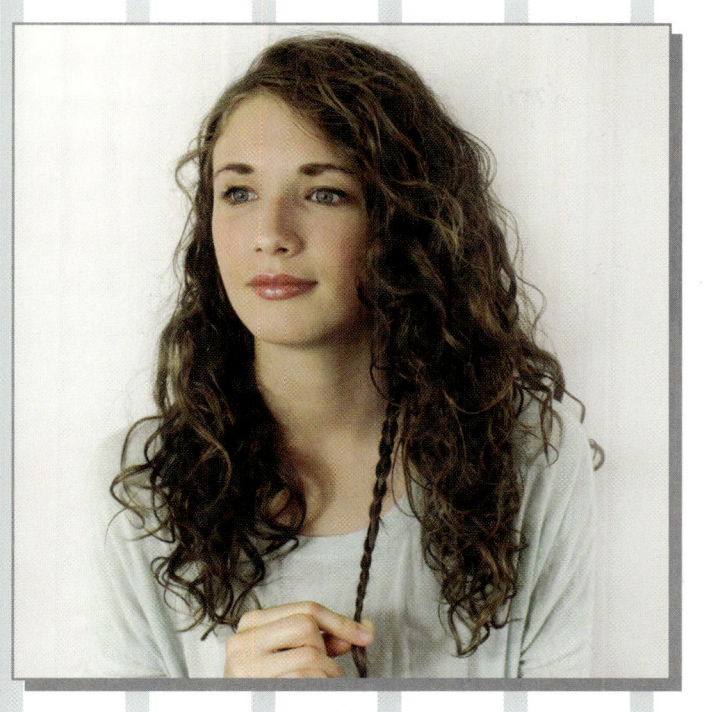

1 Nehmen Sie im Nacken eine Strähne auf, und unterteilen Sie diese in drei kleinere Strähnen. Flechten Sie daraus einen einfachen dreisträhnigen Zopf, indem Sie zuerst die rechte und dann die linke Strähne über die mittlere legen. Flechten Sie den Zopf bis zu den Haarspitzen, und binden Sie ihn anschließend mit einem Haargummi zusammen.

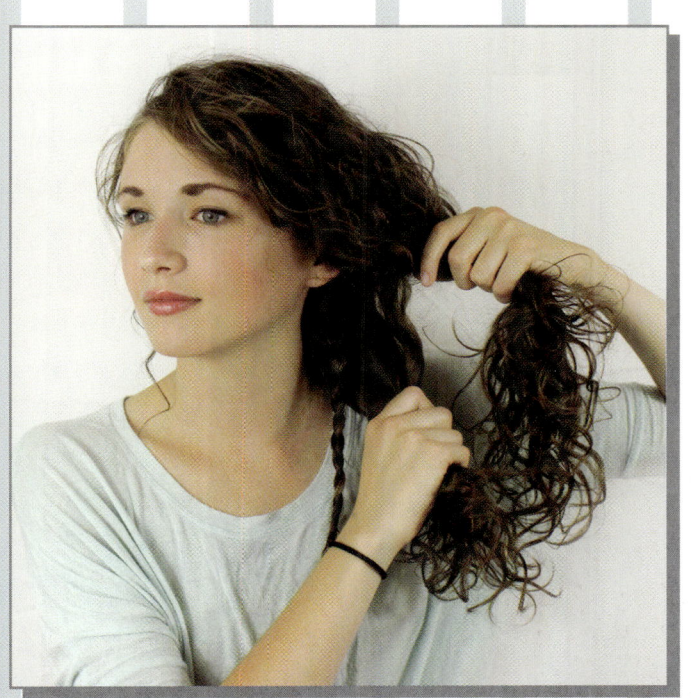

2 Teilen Sie das übrige Haar in zwei Hälften.

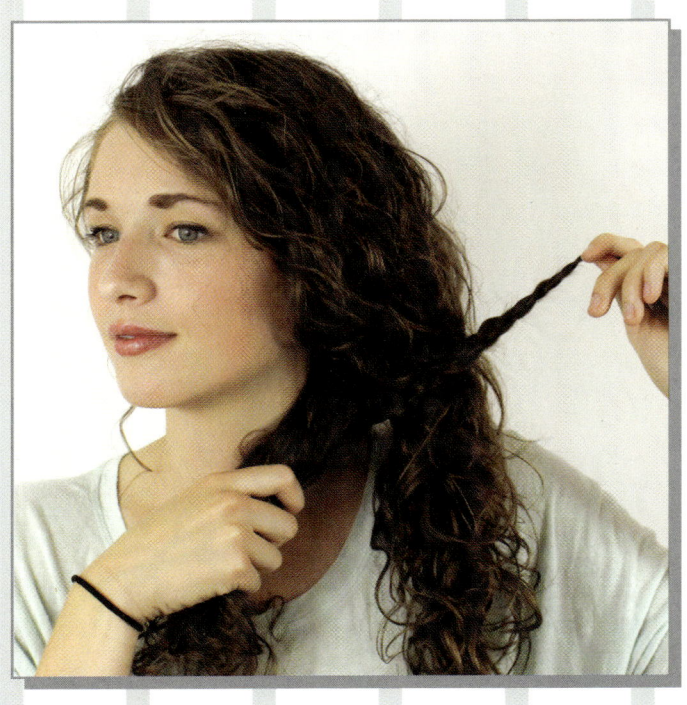

3 Kreuzen Sie den Zopf unter der ersten Hälfte und über der zweiten.

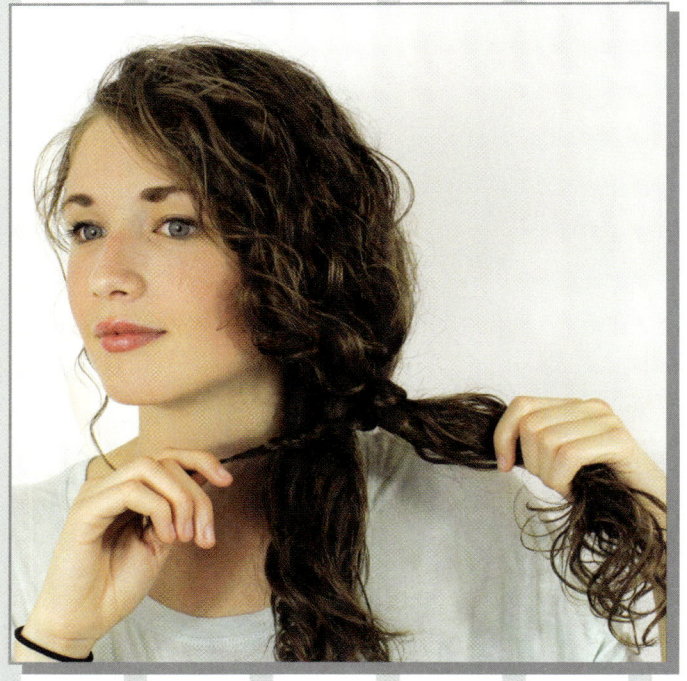

4 Führen Sie den Zopf anschließend unter der zweiten Hälfte hindurch, dann über die erste. Dies sollte wie eine liegende Acht aussehen.

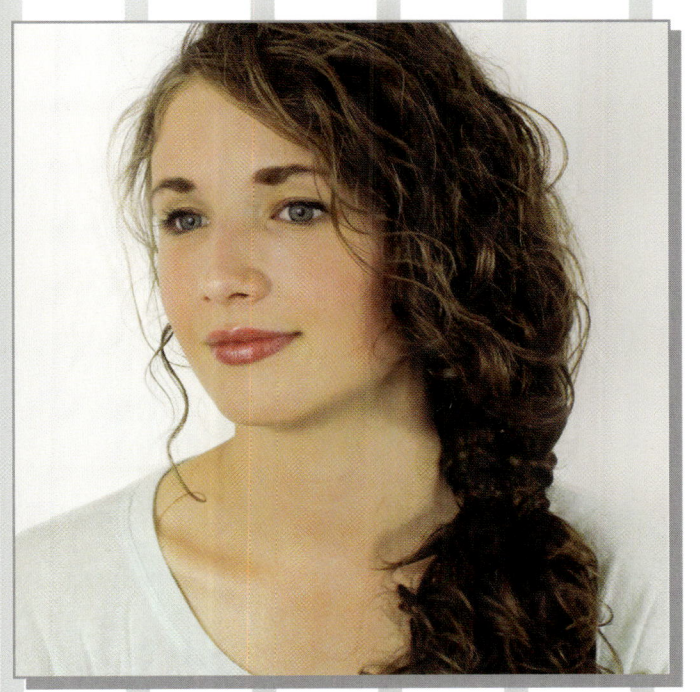

5 Wiederholen Sie die Schritte 3 und 4 so lange, bis Sie ans Ende des Zopfes gelangt sind. Fixieren Sie das Zopfende mit einem Haargummi.

Der dreifache Flechtdutt

Diese pfiffige Frisur ist so vielseitig, dass sie als legere Alltagsfrisur ebenso geeignet ist wie für einen formelleren Anlass. Sie ist ideal geeignet für Anfänger, denn alles, was man hierfür beherrschen muss, ist der einfache dreisträhnige Zopf.

Einfach

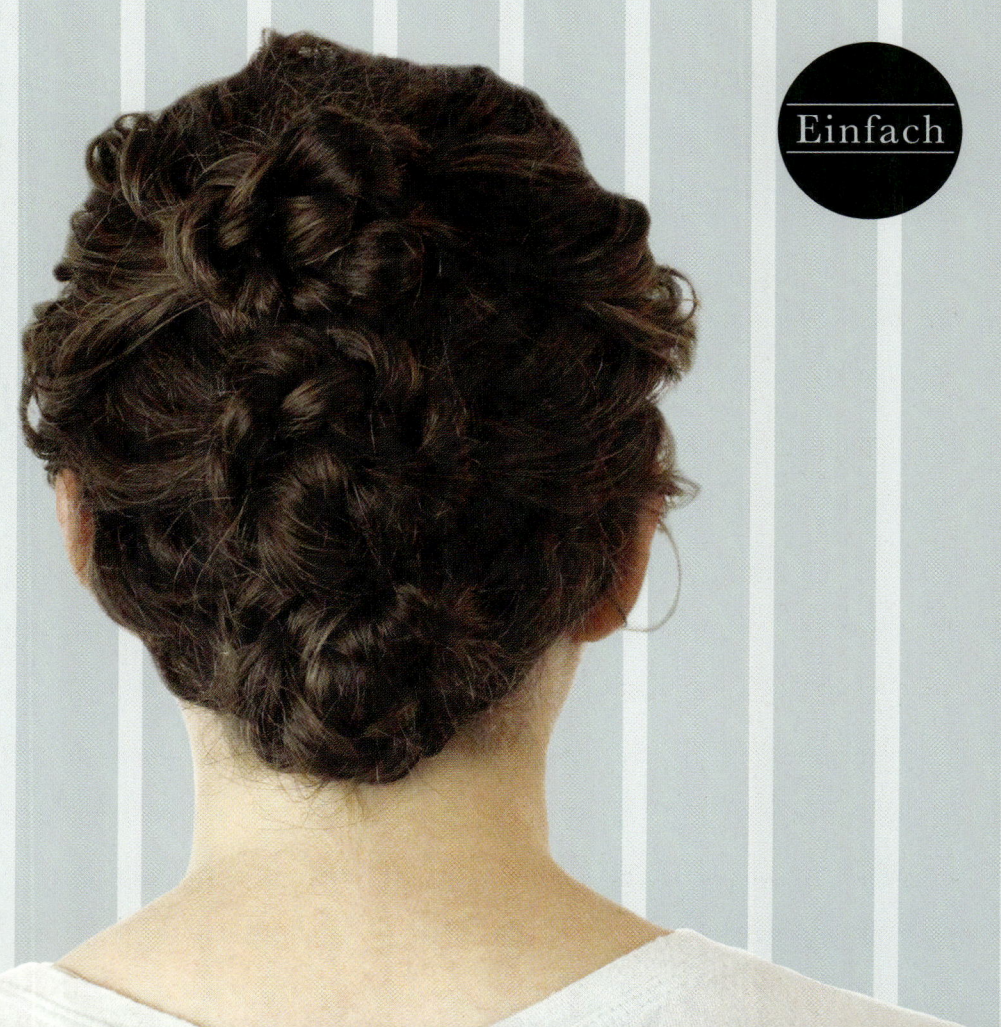

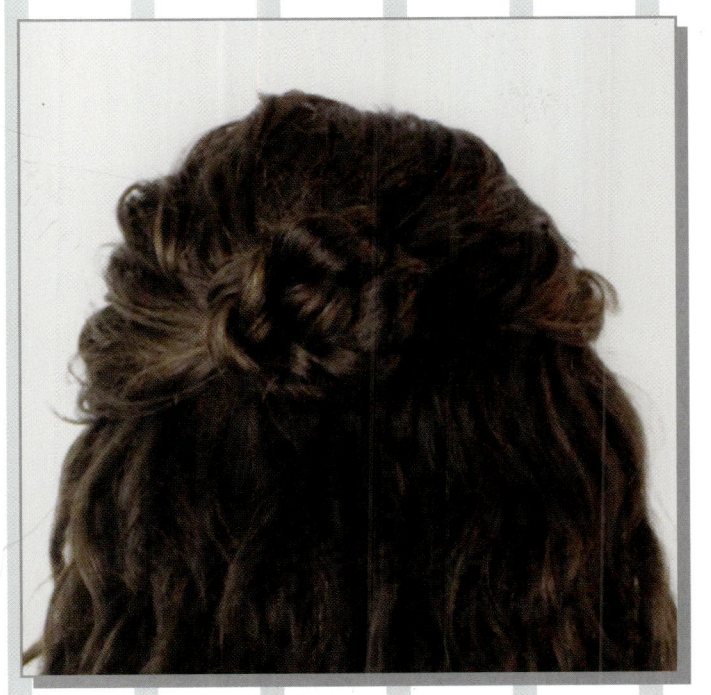

1 Fassen Sie das obere Drittel Ihrer Haare zum Pferdeschwanz zusammen. Flechten Sie daraus einen lockeren dreisträhnigen Zopf, und binden Sie die Enden mit einem Haargummi zusammen. Drehen Sie diesen Zopf ein- oder zweimal zu einem Dutt ein, und fixieren Sie ihn mit Haarklemmen am Oberkopf.

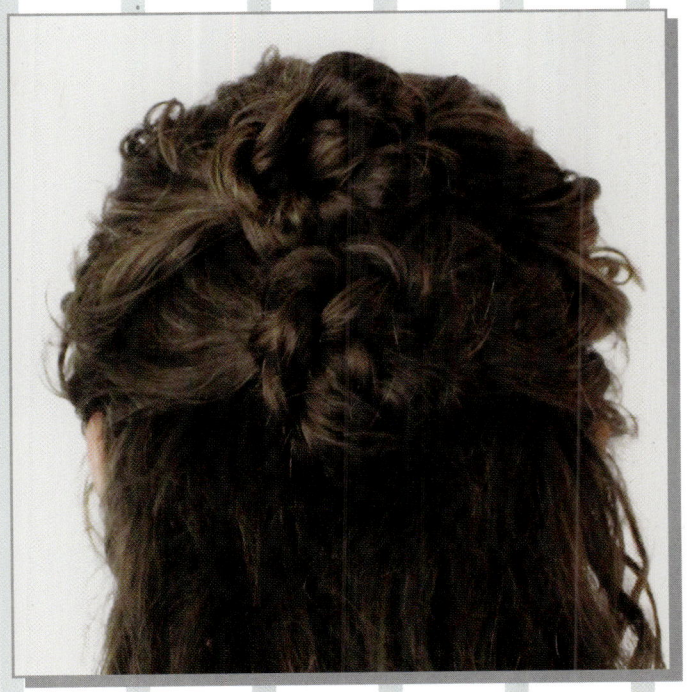

2 Wiederholen Sie den vorangegangenen Schritt, um unter dem ersten Dutt einen zweiten zu flechten.

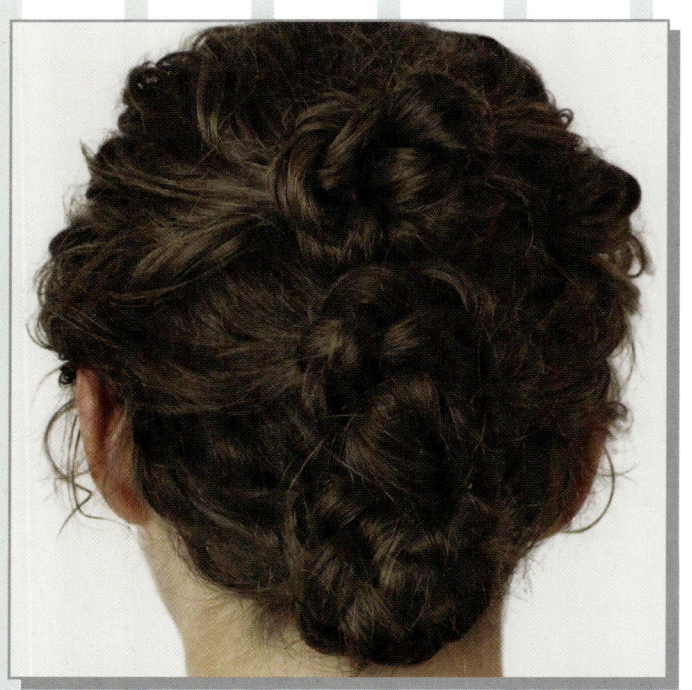

3 Wenn Ihnen zwei Haarknoten reichen, können Sie an dieser Stelle auch schon aufhören. Ansonsten wiederholen Sie Schritt 1 ein drittes Mal und vervollständigen den Look.

Der eingeschlagene französische Zopf

Vergessen Sie die Achtziger mit ihren toupierten Ponys und langweiligen französischen Zöpfen – diese Variante gibt dem Klassiker einen neuen Dreh. In wenigen einfachen Schritten können Sie den »alter Zopf« in eine raffinierte Flechtfrisur verwandeln. Perfekt für jeden feierlichen Anlass.

Mittel

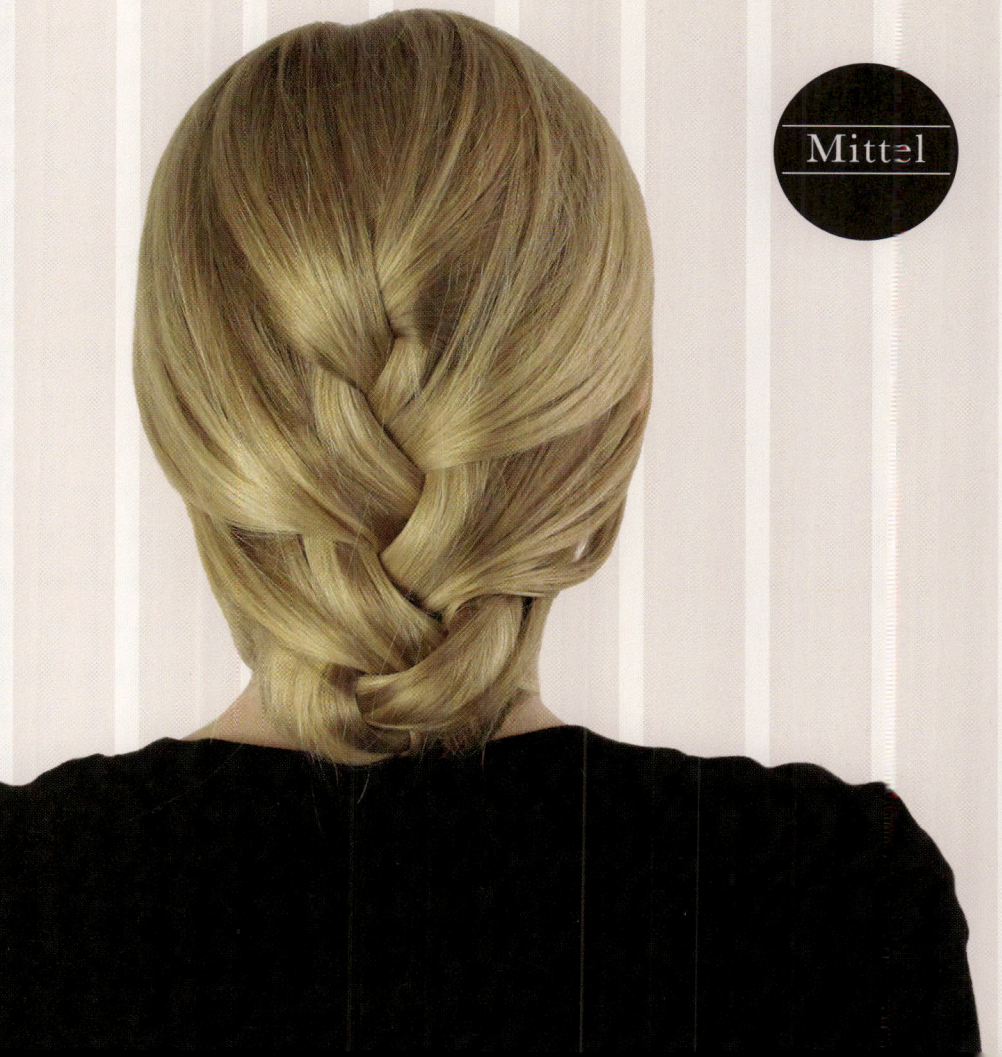

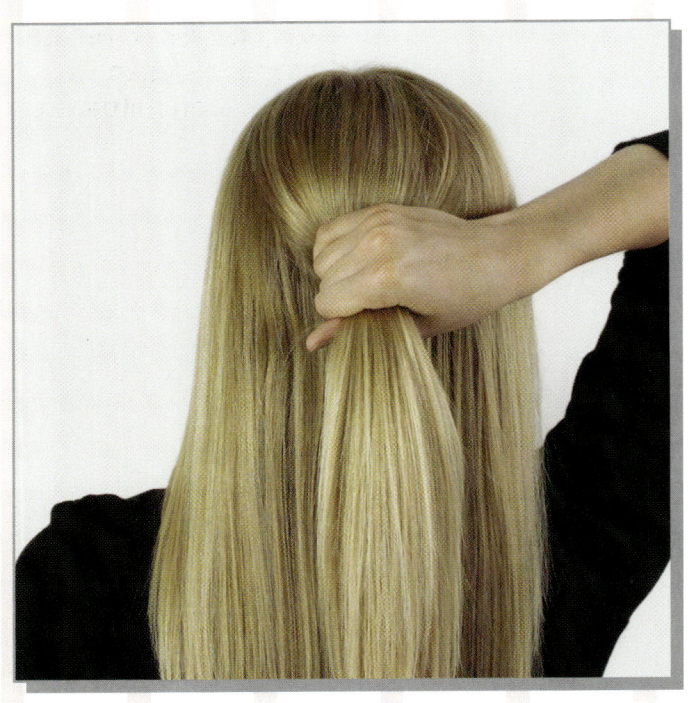

1 Teilen Sie am Hinterkopf eine Partie Haare ab, als wollten Sie die obere Hälfte Ihrer Haare zu einem Pferdeschwanz zusammenbinden.

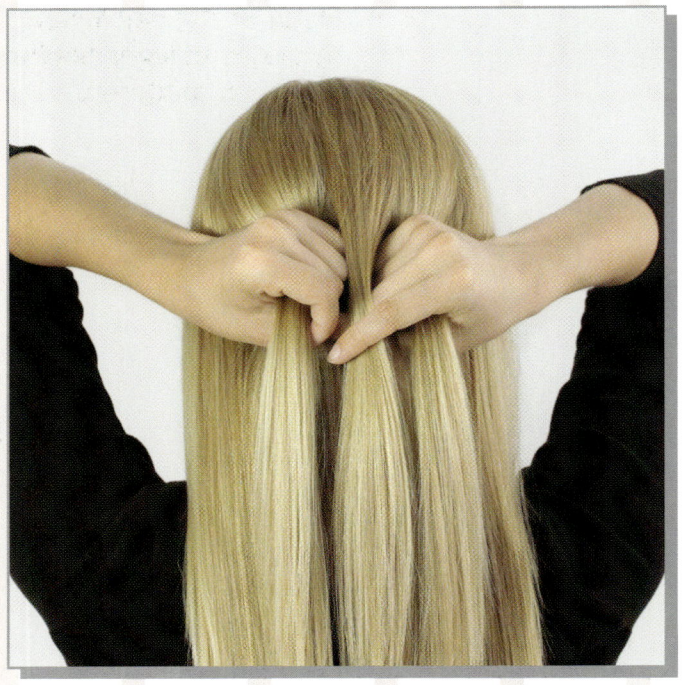

2 Teilen Sie diese Partie in drei kleinere Stränge.

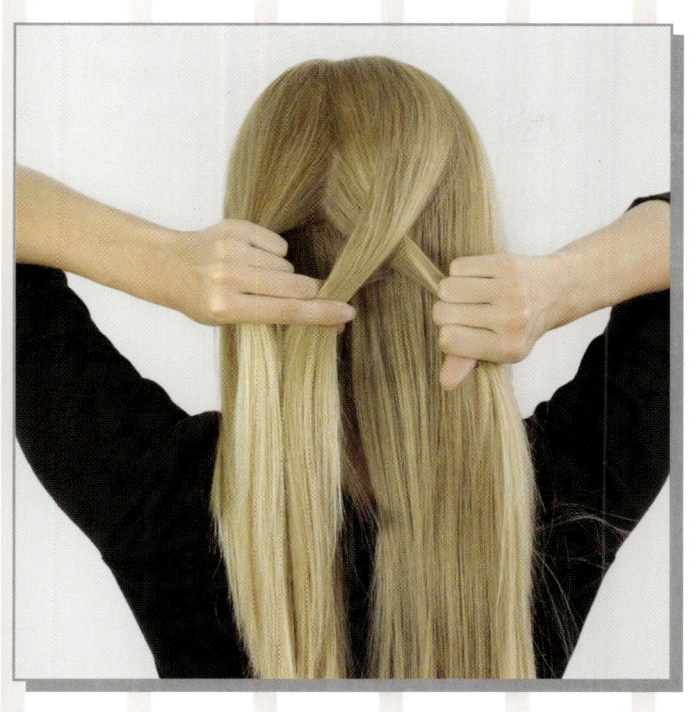

3 Nehmen Sie den rechten Strang, und legen Sie ihn über den mittleren.

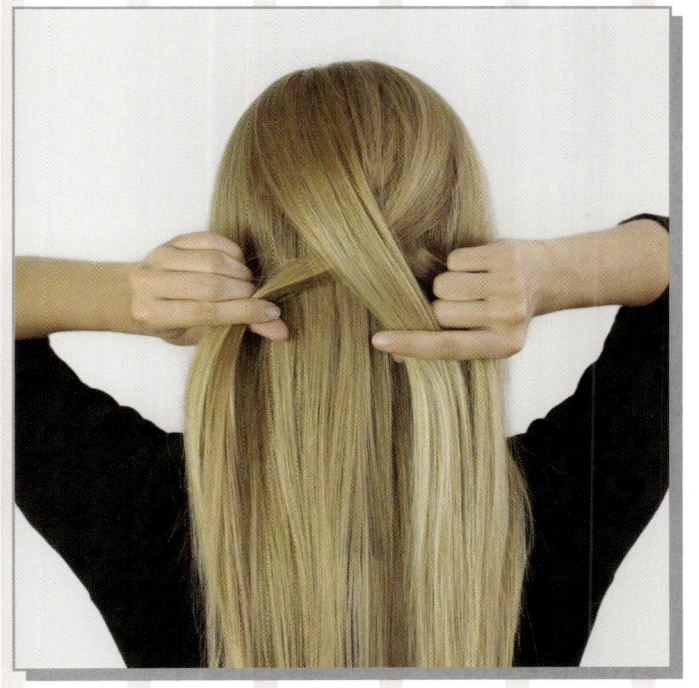

4 Nehmen Sie den linken Strang, und legen Sie ihn über den mittleren.

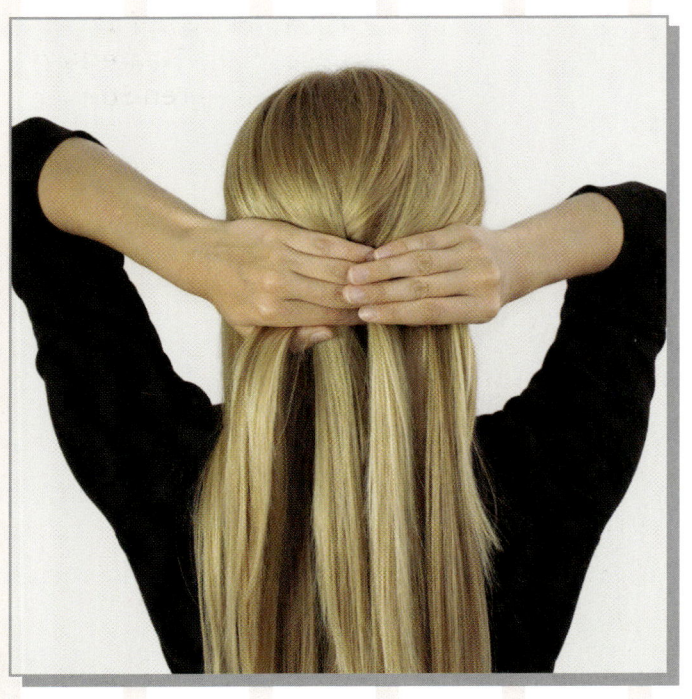

 5 Beginnen Sie nun mit der französischen Technik, indem Sie eine weitere Strähne aufnehmen und zum rechten äußeren Strang hinzufügen.

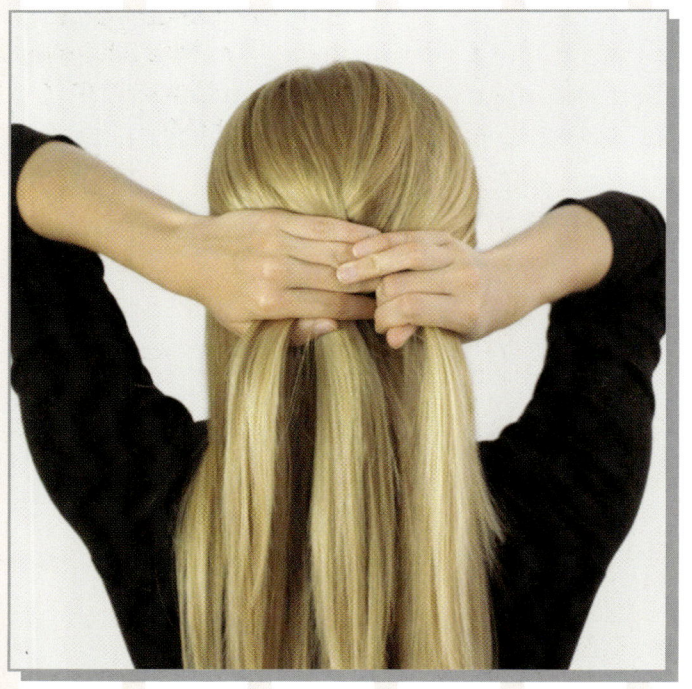

6 Nehmen Sie nun den gesamten rechten Strang, und legen Sie ihn über den mittleren.

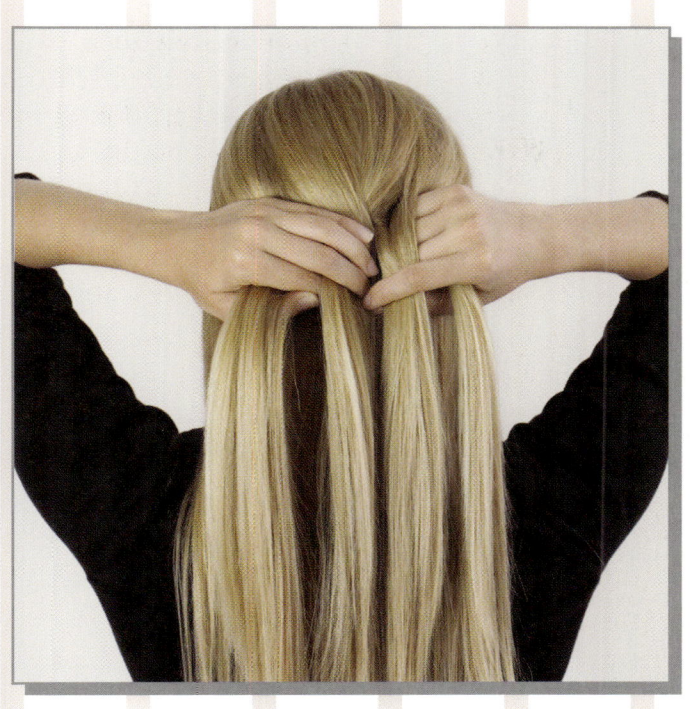

7 Nehmen Sie auf der linken Seite Haare zum linken äußeren Strang hinzu.

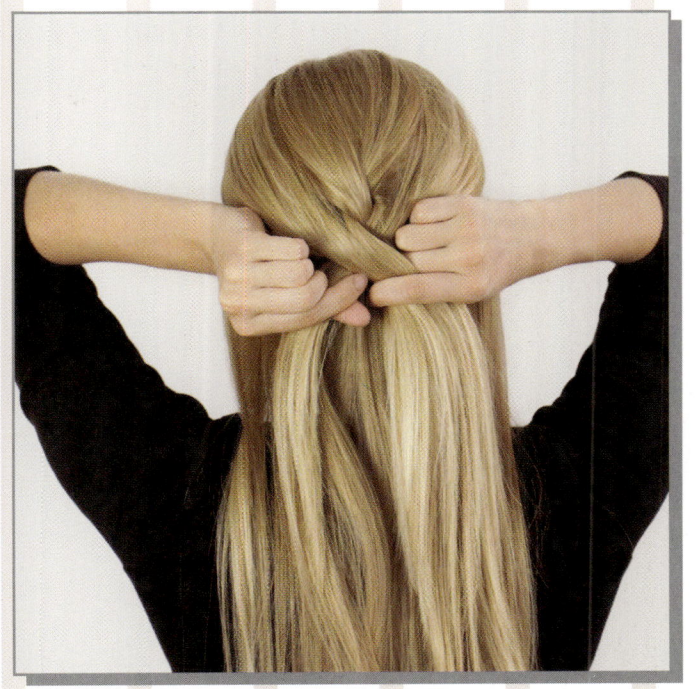

8 Nehmen Sie nun den gesamten linken Strang, und legen Sie ihn über den mittleren.

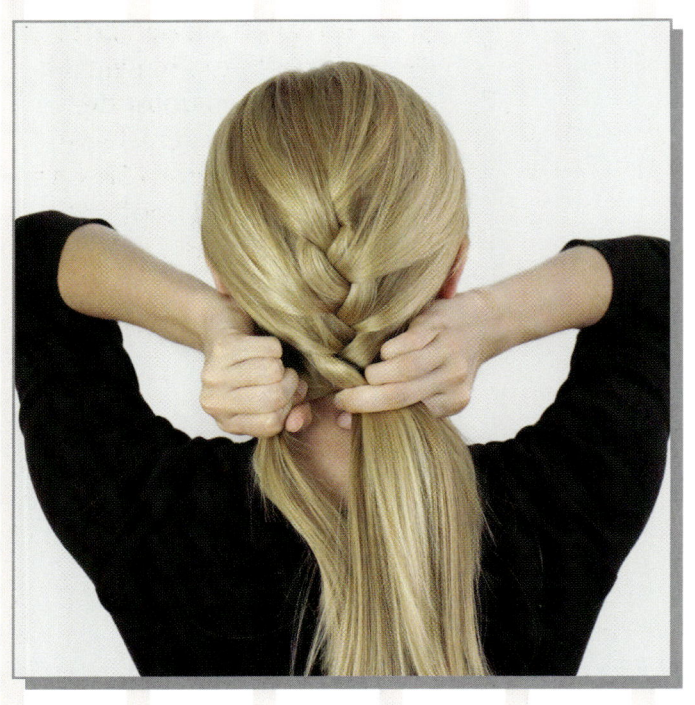

9 Fahren Sie mit dem französischen Zopf fort, bis alle Haare nahe der Kopfhaut eingearbeitet sind. Flechten Sie anschließend das übrige Haar zu einem einfachen dreisträhnigen Zopf.

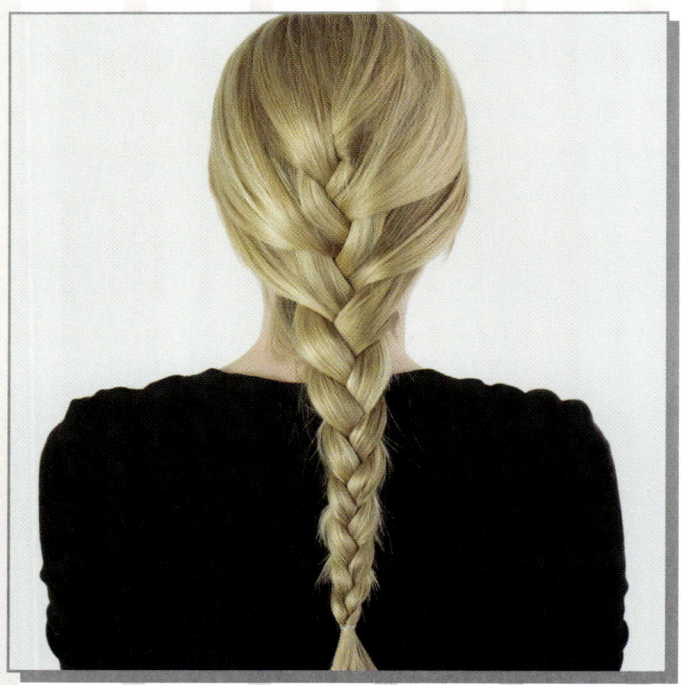

10 Binden Sie einen Haargummi um das untere Ende des Zopfes.

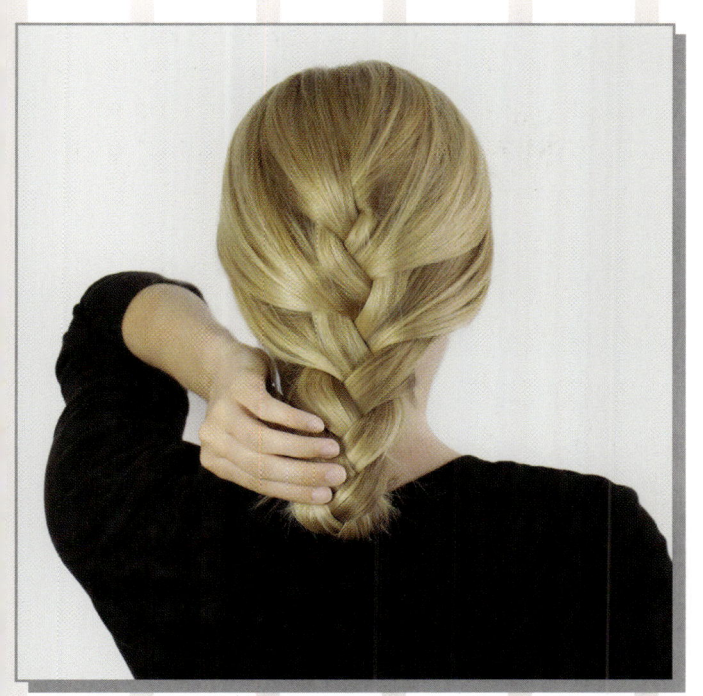

11 Schlagen Sie den Zopf zum Nacken hin ein, bis er vollends unter dem Zopfansatz verschwunden ist. Fixieren Sie den eingerollten Zopf mit Haarklemmen am Kopf.

Der Ährenzopf

Sobald Sie die Flechttechnik des Ährenzopfes einmal beherrschen, kön-nen Sie damit eine unspektakuläre Alltagsfrisur in einen schicken, unge-wöhnlichen Look verwandeln. Ährenzöpfe sehen zwar ziemlich kompli-ziert aus, doch im Grunde sind sie recht leicht zu flechten. Und denken Sie daran: Je feiner die Strähnen sind, die Sie verwenden, desto filigra-ner wird der Zopf hinterher aussehen.

Mittel

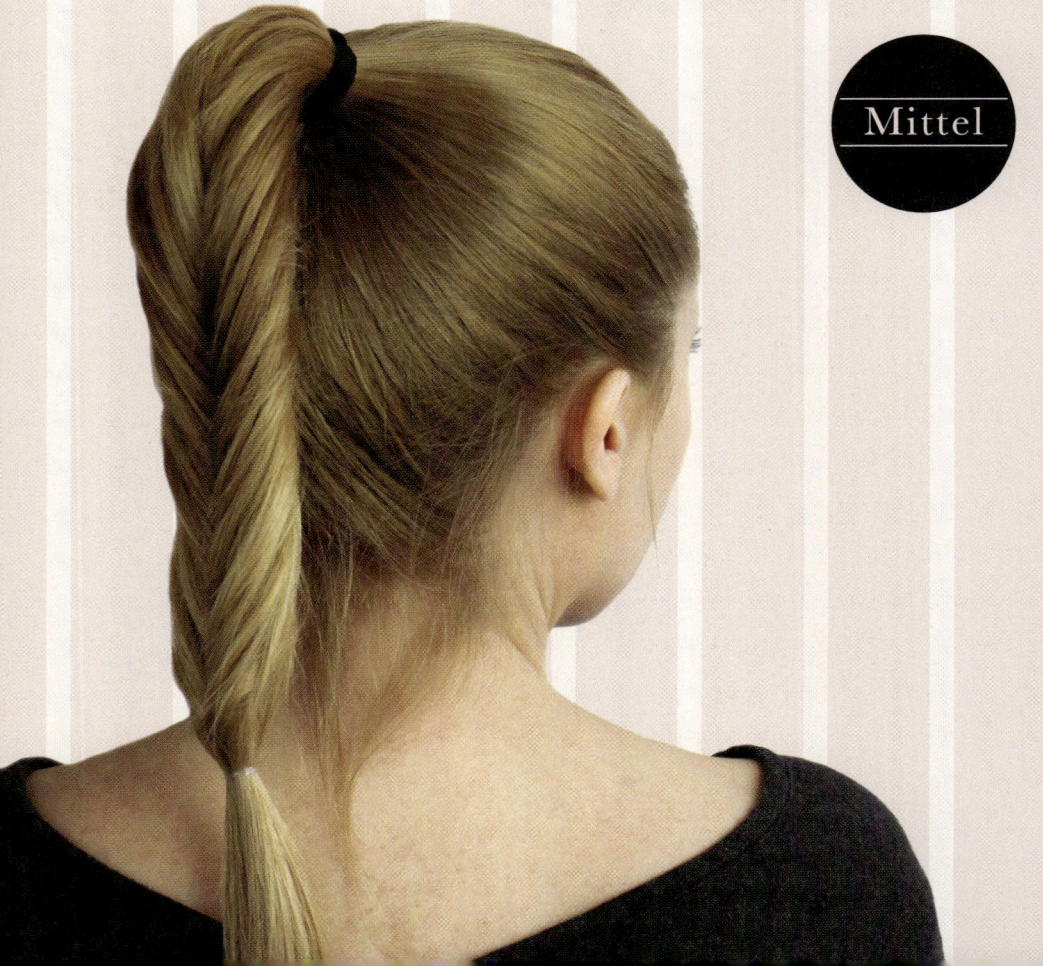

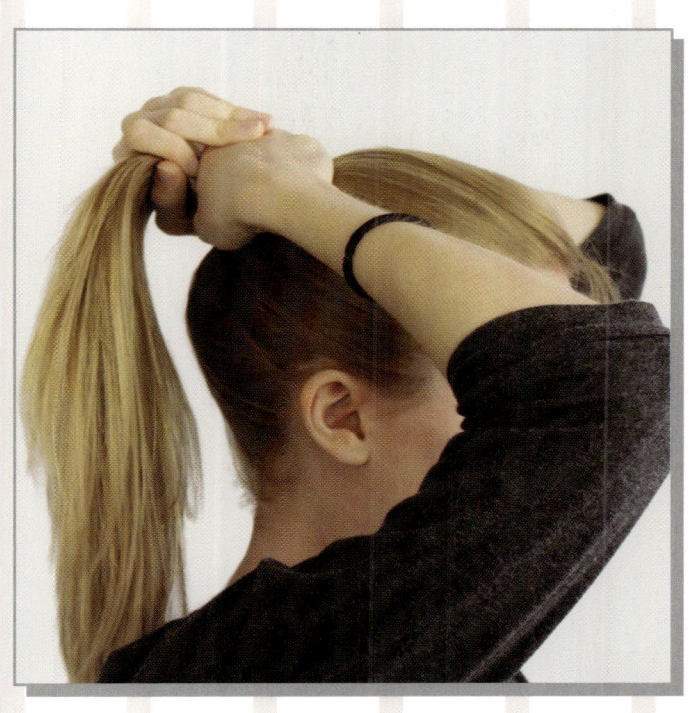

1 Binden Sie Ihr Haar zu einem Pferdeschwanz zusammen.

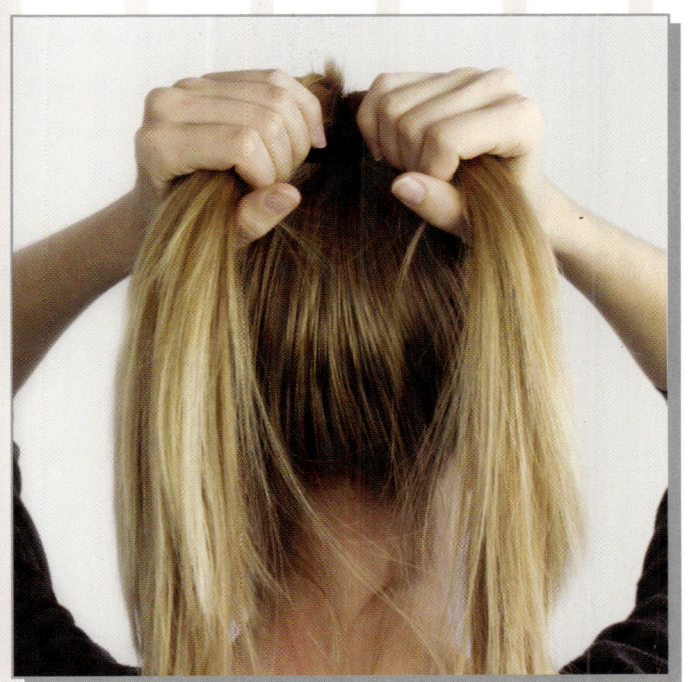

2 Teilen Sie den Pferdeschwanz in zwei Hälften.

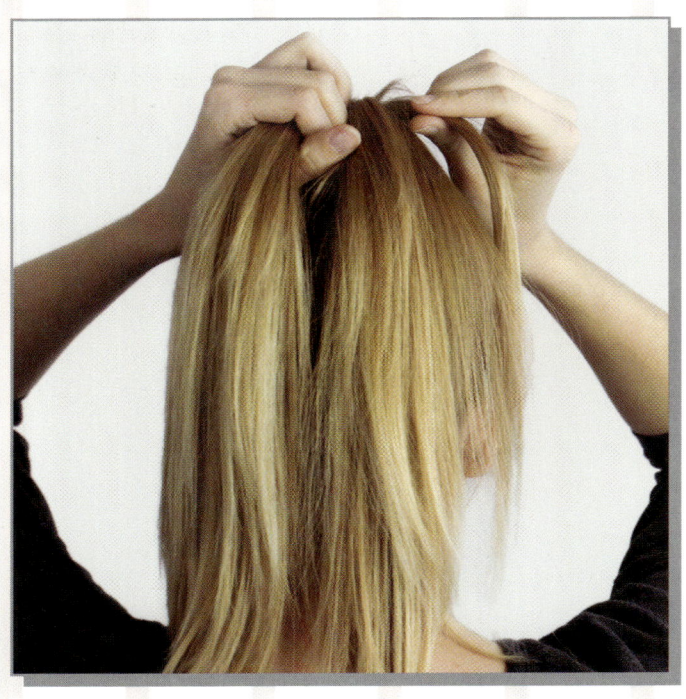

3

Nehmen Sie eine sehr schmale Strähne aus dem rechten Strang.

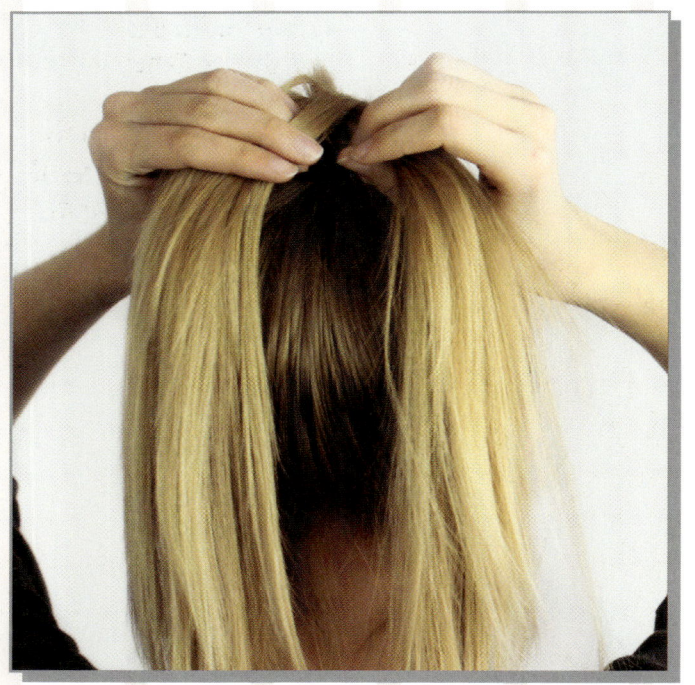

4

Nehmen Sie diese feine Strähne nun hinüber auf die Innenseite des linken Strangs.

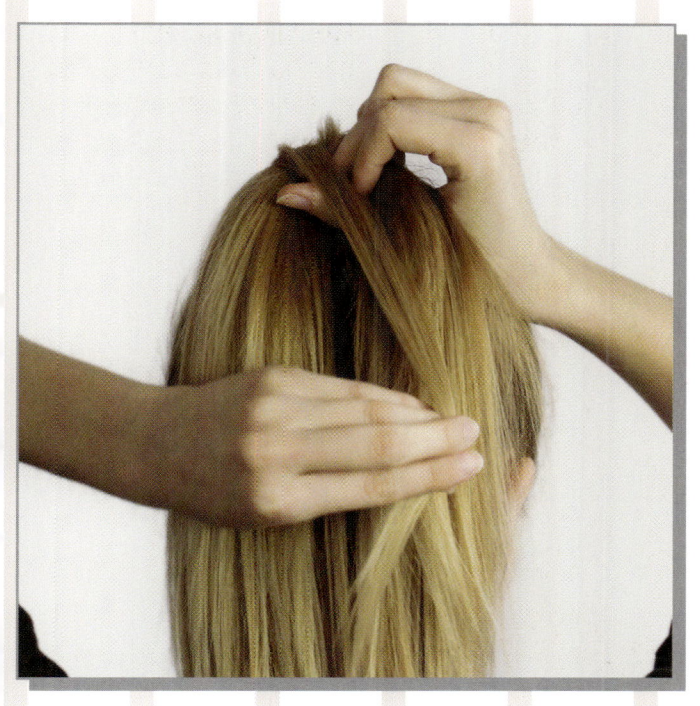

5 Teilen Sie nun vom linken Strang eine feine Strähne ab, und legen Sie sie hinüber zum rechten Strang.

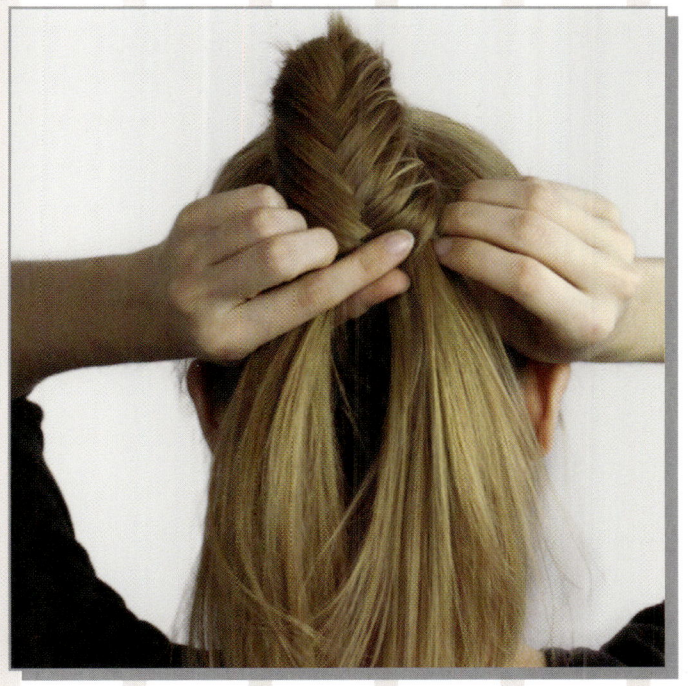

6 Wiederholen Sie die Schritte 3 bis 5. Achten Sie darauf, den Zopf fest zu flechten, sodass er währenddessen schön in Form bleibt.

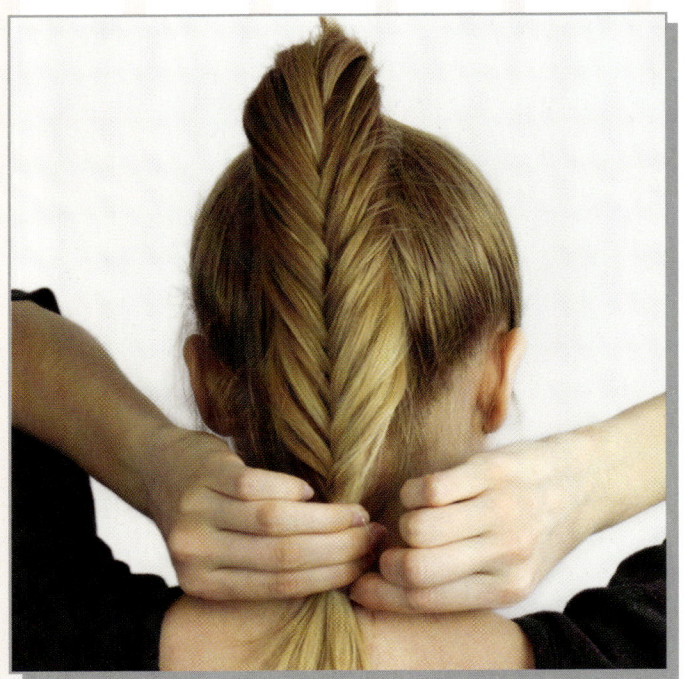

7 Fahren Sie fort, bis Sie die Haarspitzen erreicht haben, und binden Sie den Zopf mit einem Haargummi zusammen.

Der Haubenzopf

Den Haubenzopf, auch als geflochtenes Haarband oder Lace Braid bekannt, stellt man sich am besten als entfernten Verwandten des französischen Zopfes vor. Wie bei dieser beliebten Frisur müssen Sie auch hier während des Flechtens zusätzliche Strähnen aufnehmen. Doch das Raffinierte an dieser Version ist, dass eine Seite als einfacher dreisträhniger Zopf geführt wird. Diese Flechtfrisur ist ebenso einfach wie eindrucksvoll. Der perfekte Alltagslook.

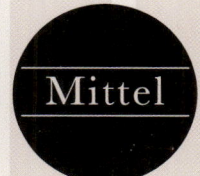

Mittel

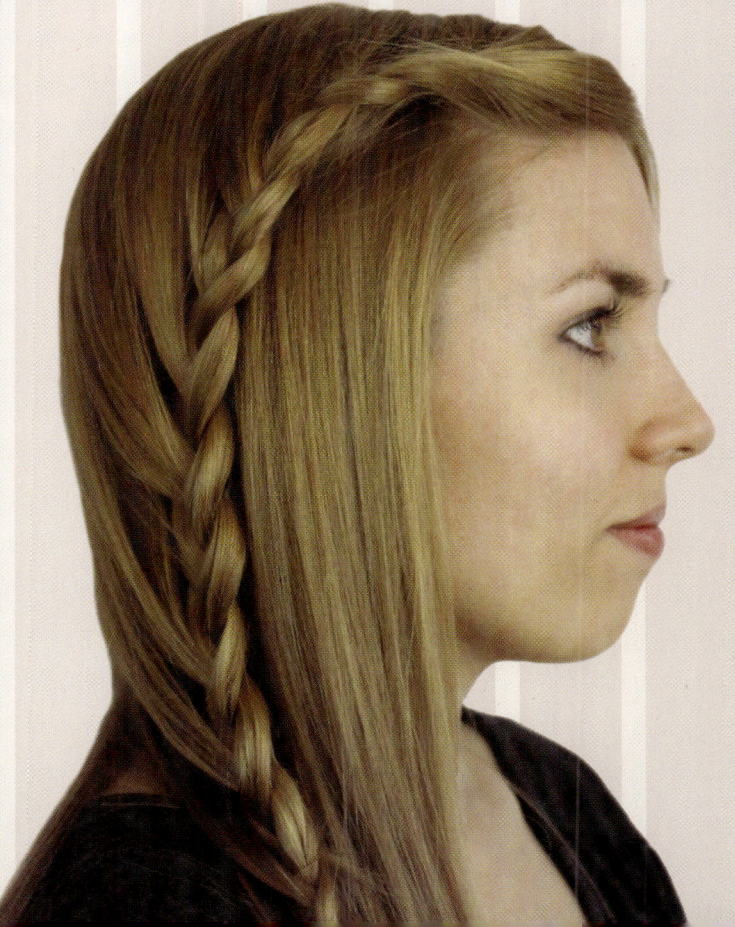

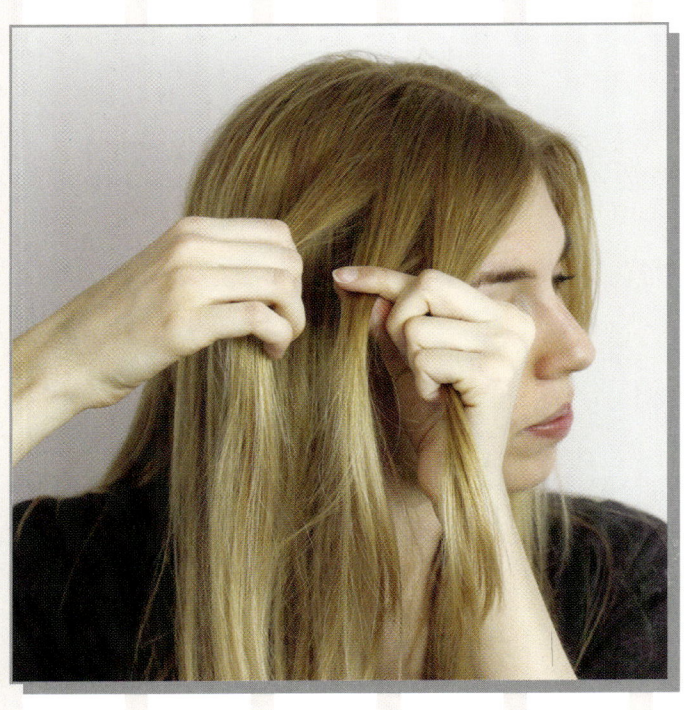

1 Teilen Sie auf einer Seite des Kopfes eine Partie Haare ab, und unterteilen Sie sie in drei Strähnen.

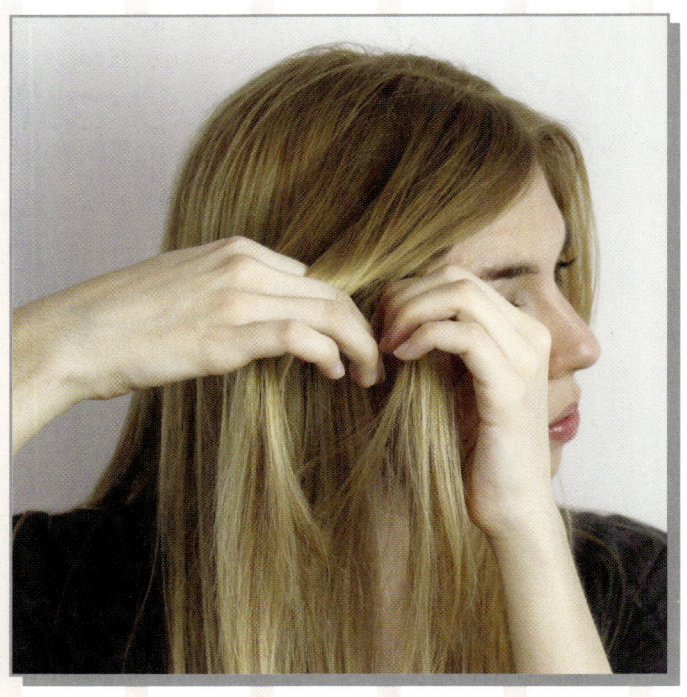

2 Legen Sie im ersten Durchgang die rechte Strähne über die mittlere, sodass diese nun in der Mitte liegt.

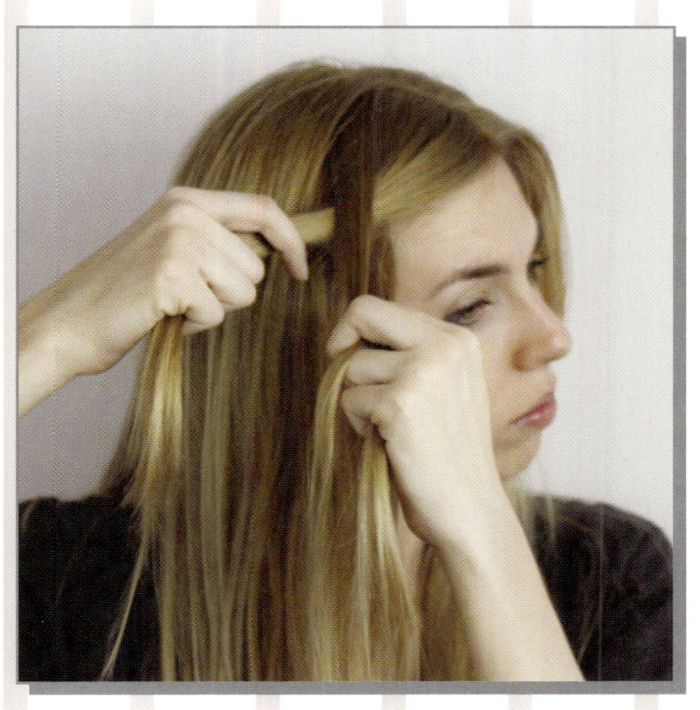

3 Nehmen Sie die linke Strähne, und führen Sie sie über die Strähne in der Mitte.

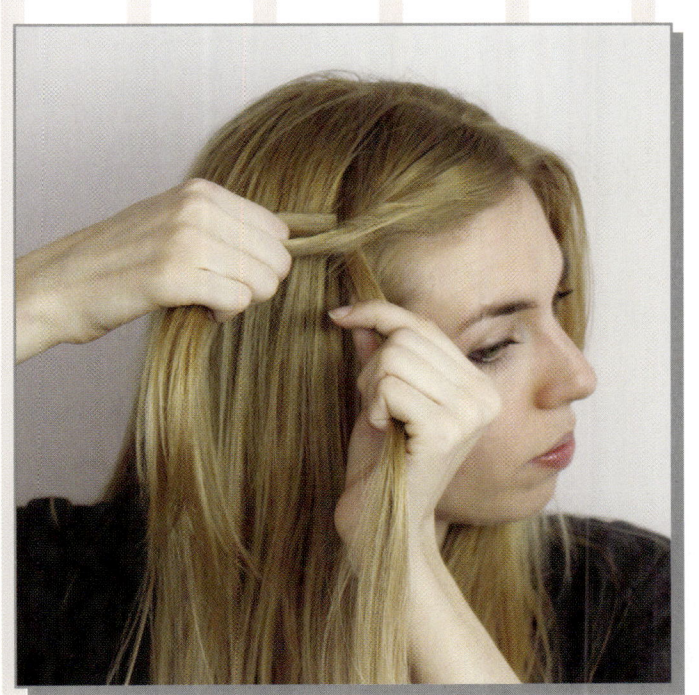

4 Wiederholen Sie im zweiten Durchgang Schritt 2. Nehmen Sie also die Strähne ganz rechts, und legen Sie sie über die mittlere.

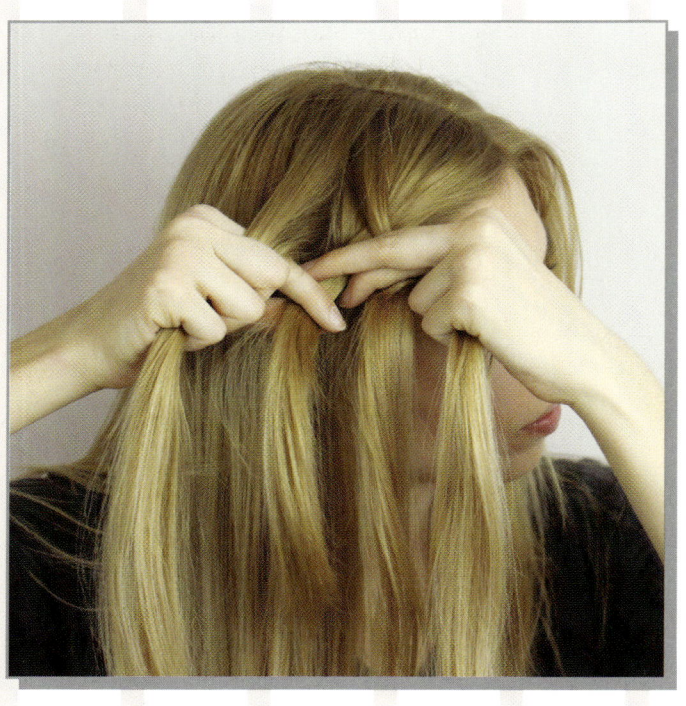

Nehmen Sie anschließend eine kleine Strähne vom übrigen Haar auf, und fügen Sie sie der linken Strähne hinzu. Legen Sie diese nun etwas größere Partie über die mittlere Strähne.

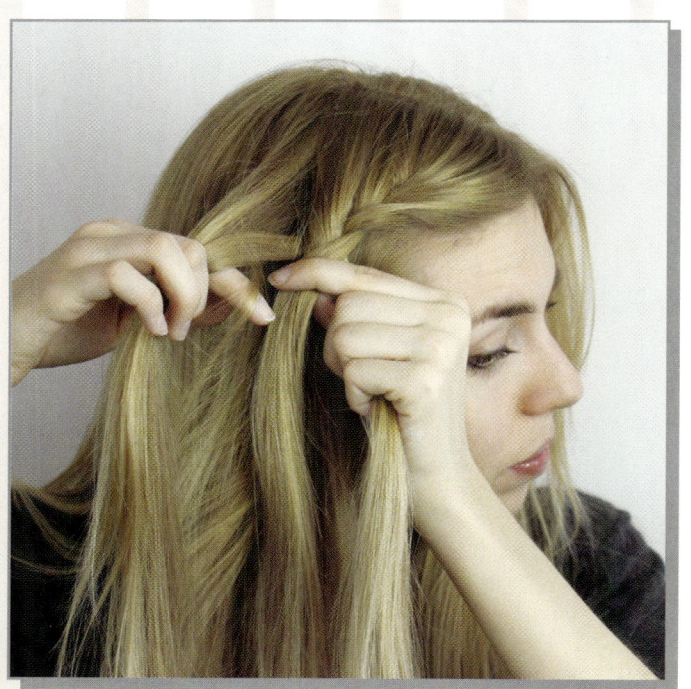

6

Fahren Sie mit dieser Variation der französischen Technik fort, und achten Sie darauf, dass Sie immer nur zur linken, weiter hinten liegenden Strähne weitere Strähnen hinzufügen.

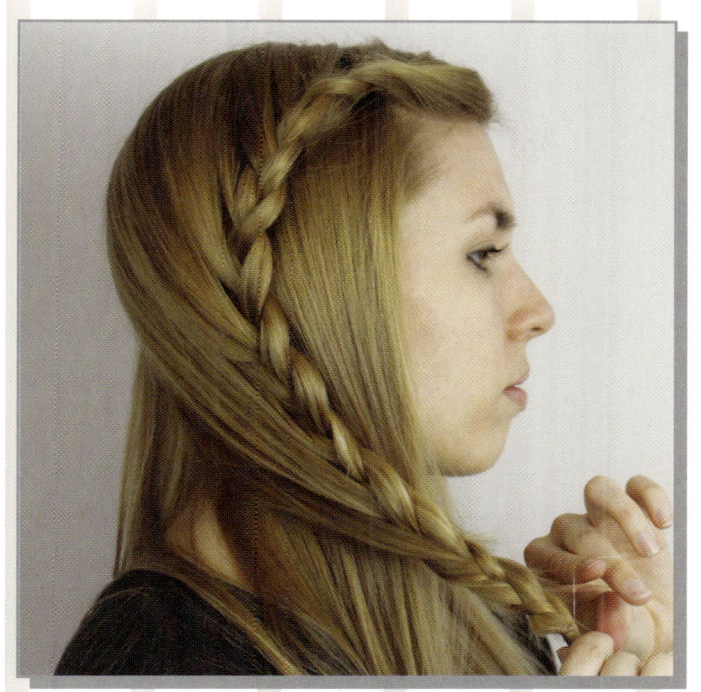

7 Flechten Sie weiter, bis Sie die Haarspitzen erreicht haben, und binden Sie den Zopf mit einem Haargummi zusammen.

Das holländisch geflochtene Haarband

Das holländische Zopfband wird ähnlich wie das französische (der Haubenzopf) geflochten, jedoch mit einem kleinen Unterschied: Hier werden die Haarsträhnen *unter* statt über die anderen Partien gelegt. Und weil der Mensch nun einmal ein Gewohnheitstier ist, werden Sie die ersten Male sicherlich mit der holländischen Technik beginnen und dann auf einmal doch wieder in die französische verfallen. Konzentrieren Sie sich darauf, die Strähnen untereinander zu führen, und Sie werden sich über ein geflochtenes Haarband freuen, das zu jeder Gelegenheit passt.

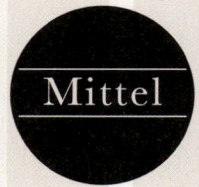

Mittel

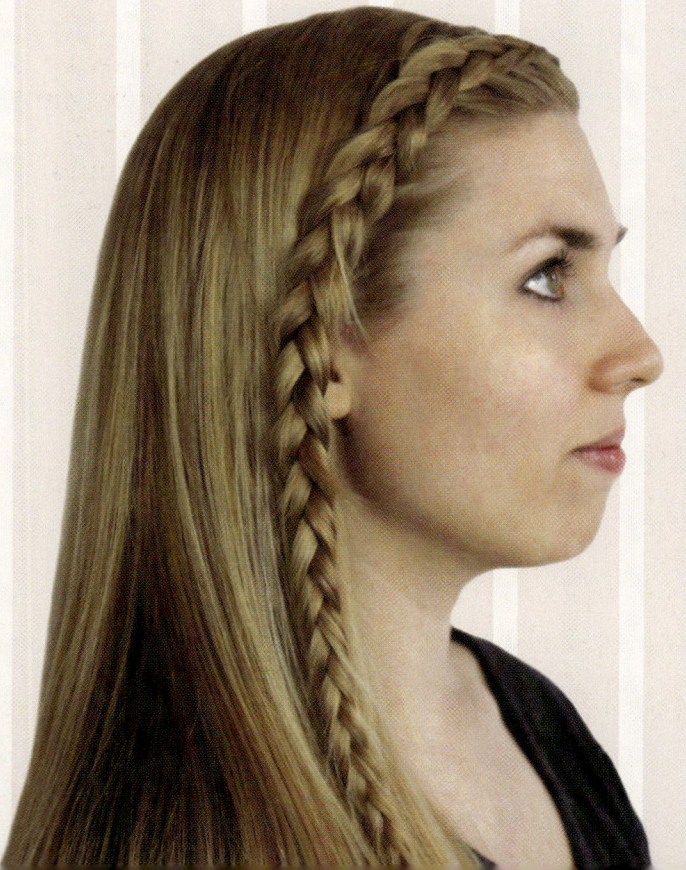

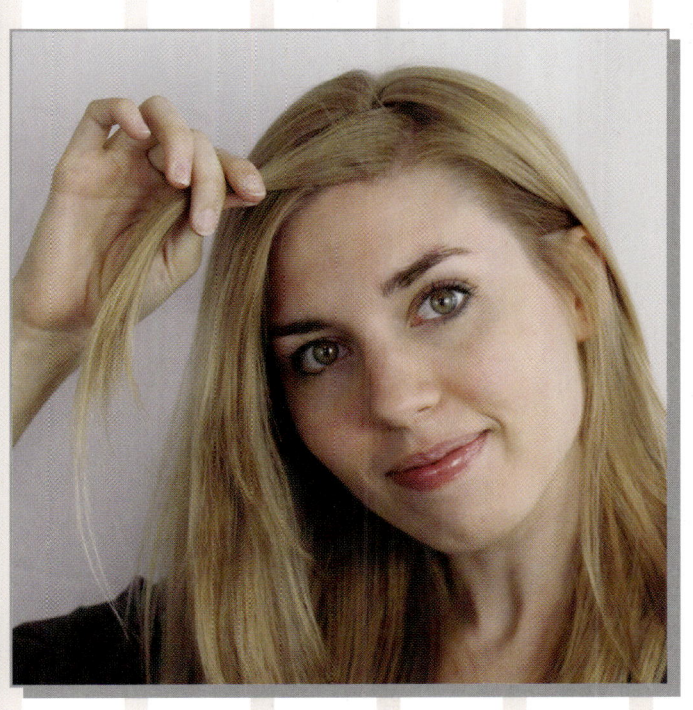

1 Nehmen Sie eine kleine Strähne vorne über Ihrer Stirn auf.

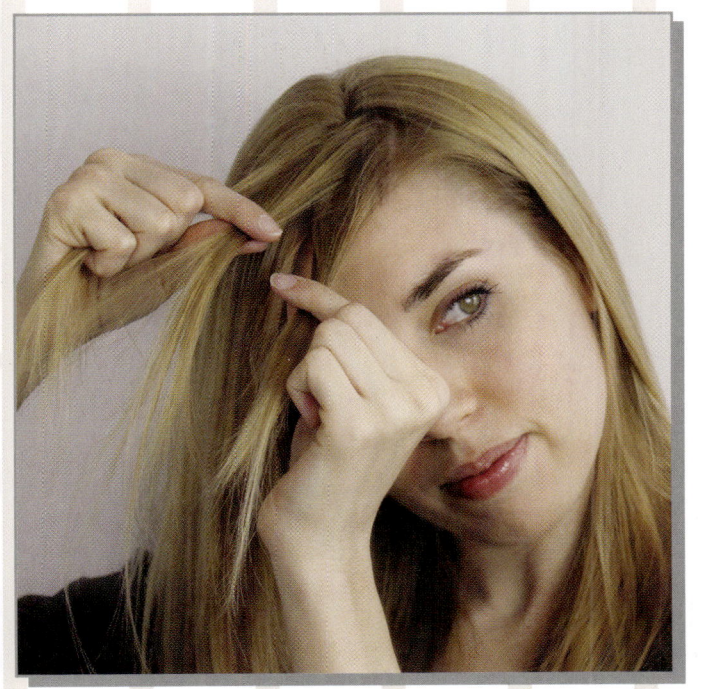

2 Teilen Sie das Haar in drei Partien, wobei die erste unmittelbar an der Stirn beginnt und die anderen beiden dahinter.

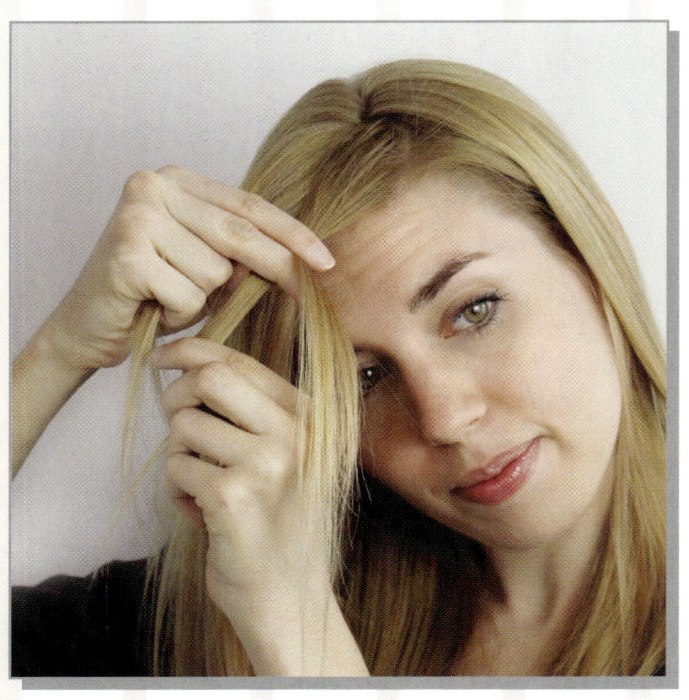

3 Nehmen Sie die rechte äußere Strähne, hier also die Stirnpartie, und führen Sie sie unter der mittleren Strähne hindurch.

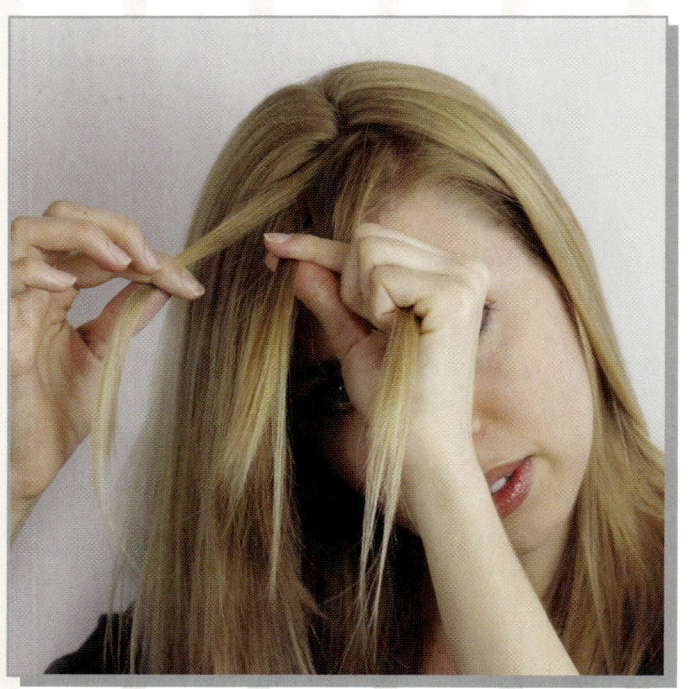

4 Nehmen Sie die linke Strähne, und führen Sie sie unter der mittleren hindurch.

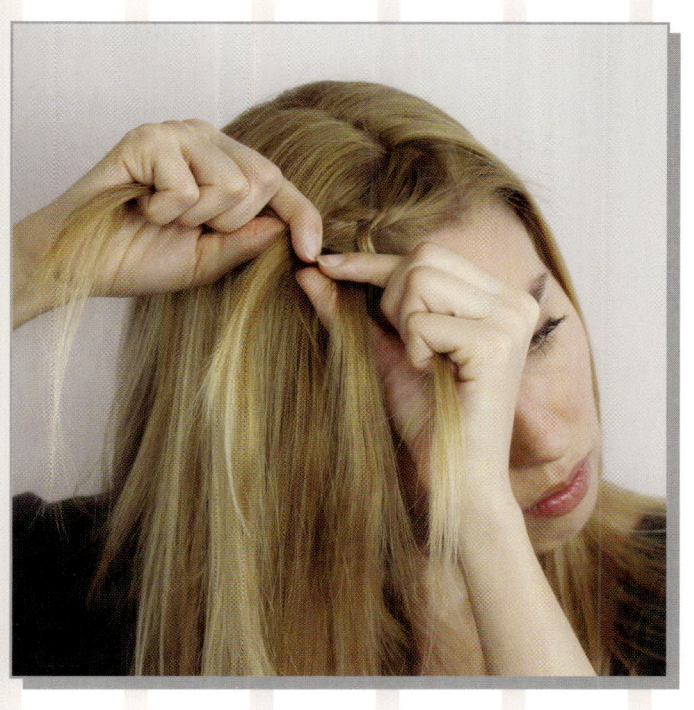

5 Den holländischen Zopf flechten Sie nun weiter, indem Sie kontinuierlich Haare zur jeweils rechten und linken Strähne hinzufügen, bevor Sie sie unter der mittleren hindurchführen. Vergessen Sie nicht, ständig weiter Haare aufzunehmen!

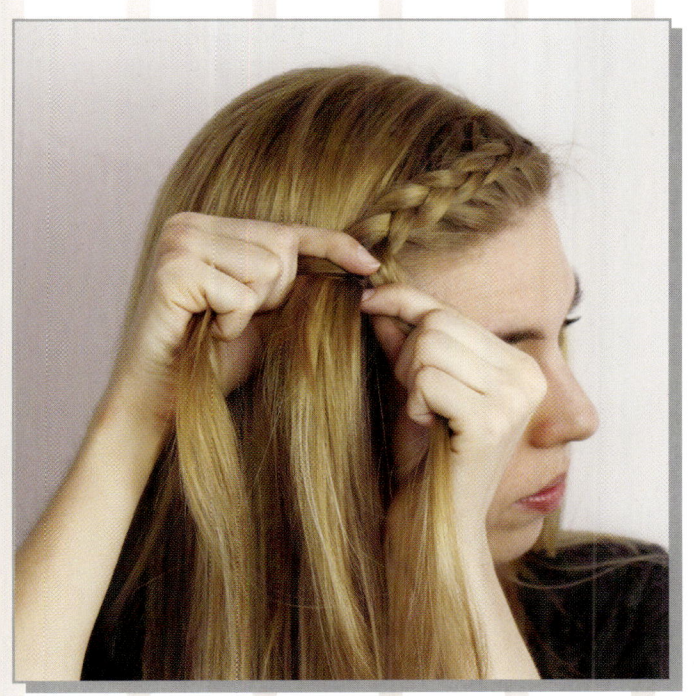

6 Flechten Sie den holländischen Zopf entlang Ihres Haaransatzes weiter.

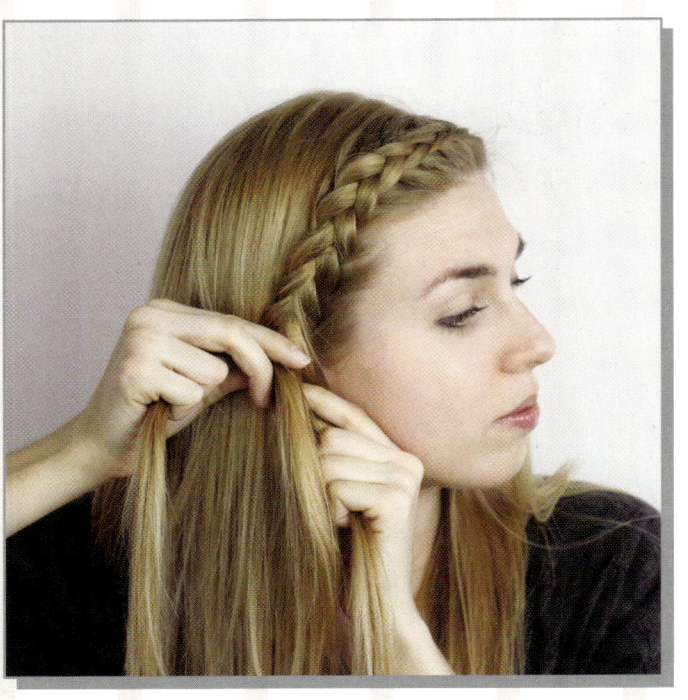

7 Wenn Sie mit dem Flechten bis auf Ohrhöhe gelangt sind, fahren Sie mit dem umgekehrten dreisträhnigen Zopf fort, indem Sie einfach die rechte Strähne unter der mittleren und die linke ebenfalls wieder unter der Mittelsträhne hindurchführen. Dabei müssen Sie nun keine weiteren Haarsträhnen mehr zu den äußeren Abteilungen hinzufügen.

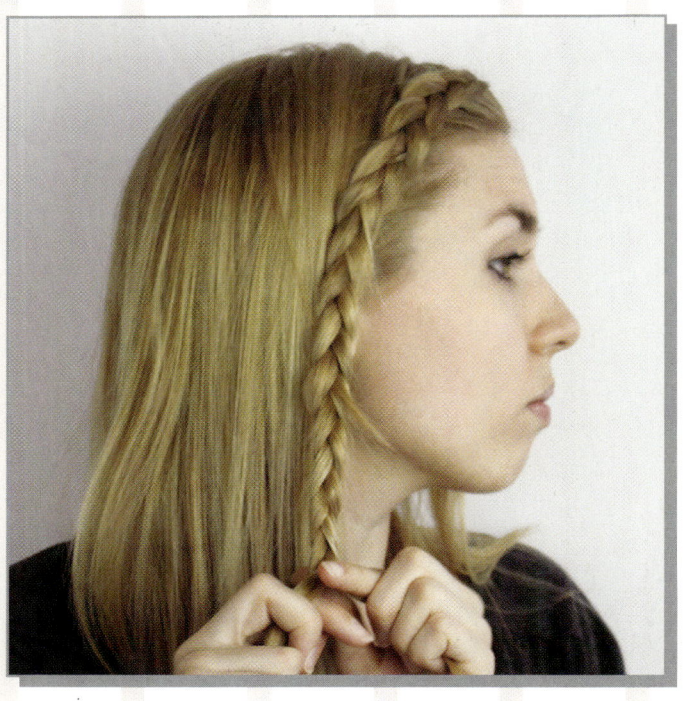

8 Wenn Sie am Ende Ihrer Haare angekommen sind, binden Sie den Zopf mit einem Haargummi zusammen.

Der französische Kordelzopf

Ein weiterer Hingucker ist der französische Kordelzopf. Er ist wirklich etwas ganz Besonderes, Ihre Freundinnen werden sicher wissen wollen, wie Sie ihn gemacht haben. Auch wenn die Frisur den Eindruck erweckt, als bräuchte man Stunden dafür, nimmt sie doch nur wenige Minuten in Anspruch. Also genau das Richtige, wenn Sie morgens mal wieder spät dran sind.

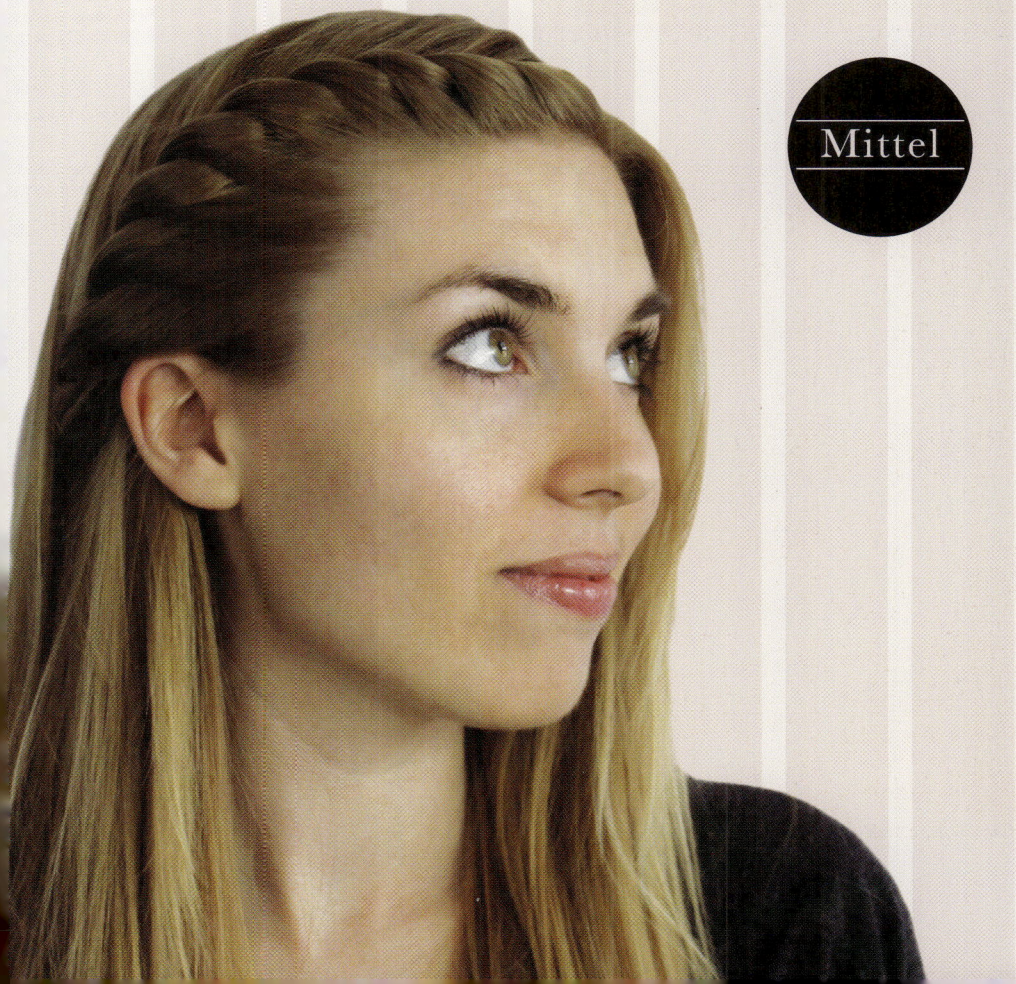

Mittel

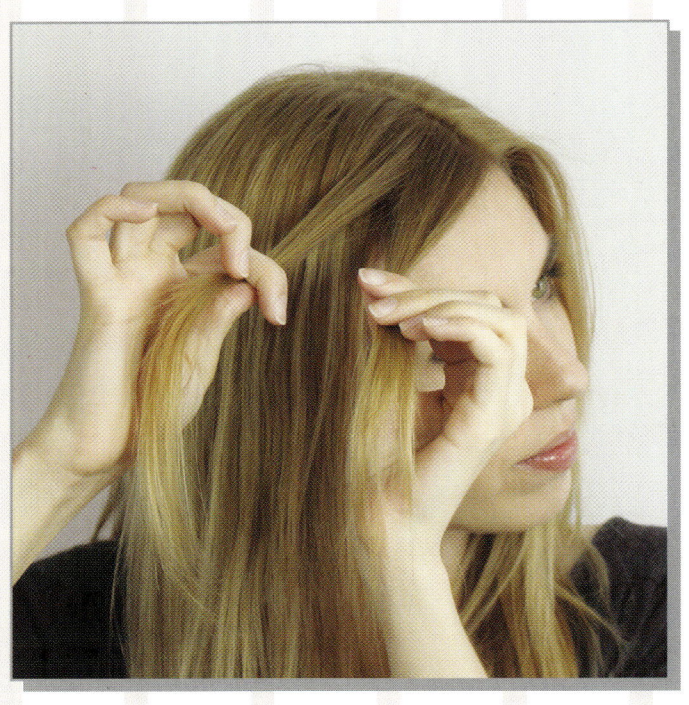

1 Nehmen Sie vorne am Kopf eine Partie Haare auf, und unterteilen Sie sie in zwei kleinere Strähnen.

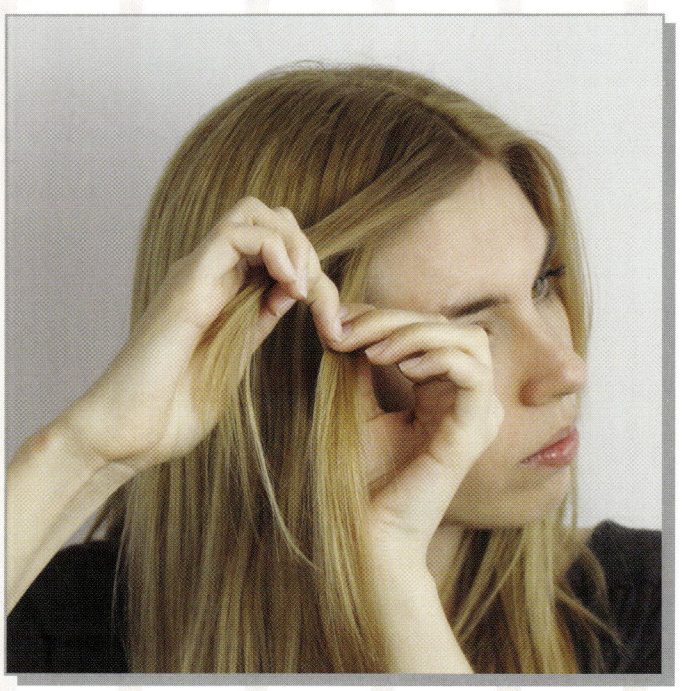

2 Nehmen Sie die vordere Strähne, und legen Sie sie über die dahinterlie- gende, wodurch die hintere nun vorne ist.

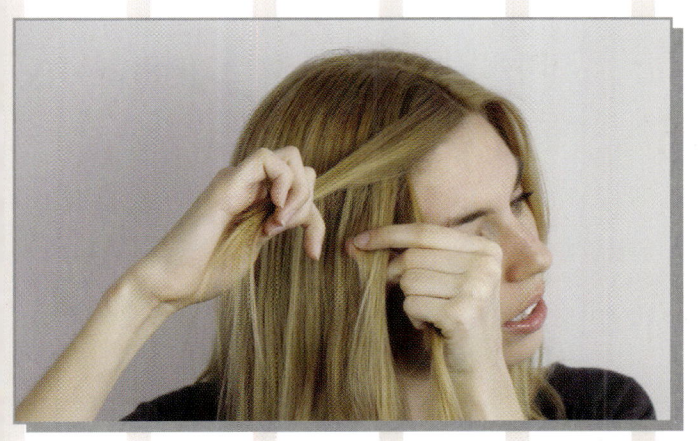

3 Nehmen Sie weitere Haare zu der vorderen Strähne hinzu.

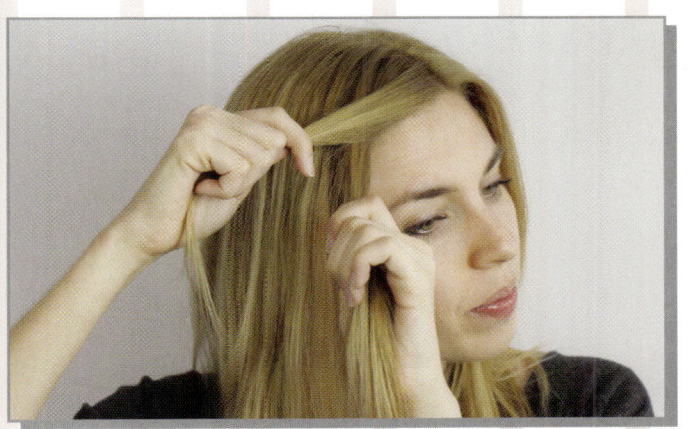

4 Legen Sie die vordere Strähne über die hintere, und nehmen Sie die hintere Strähne nach vorne.

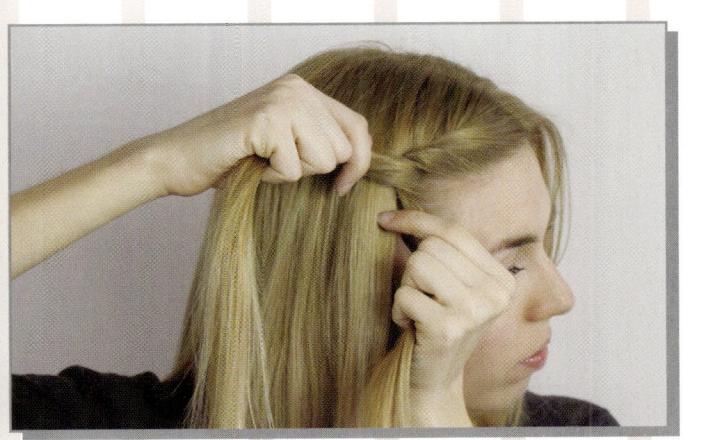

5 Wiederholen Sie die Schritte 2 bis 4, und fügen Sie jedes Mal wieder Haare zur vorne liegenden Strähne hinzu.

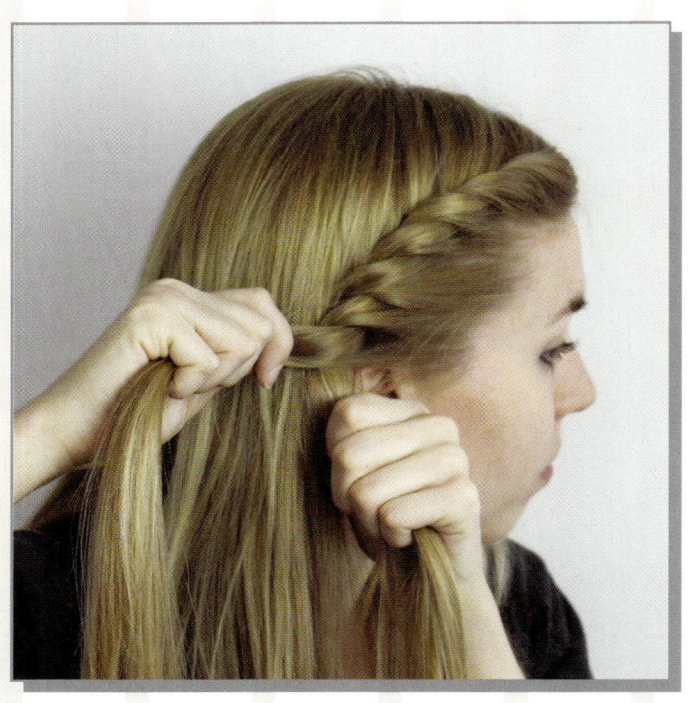

6 Fahren Sie so weit fort, wie Sie mögen.

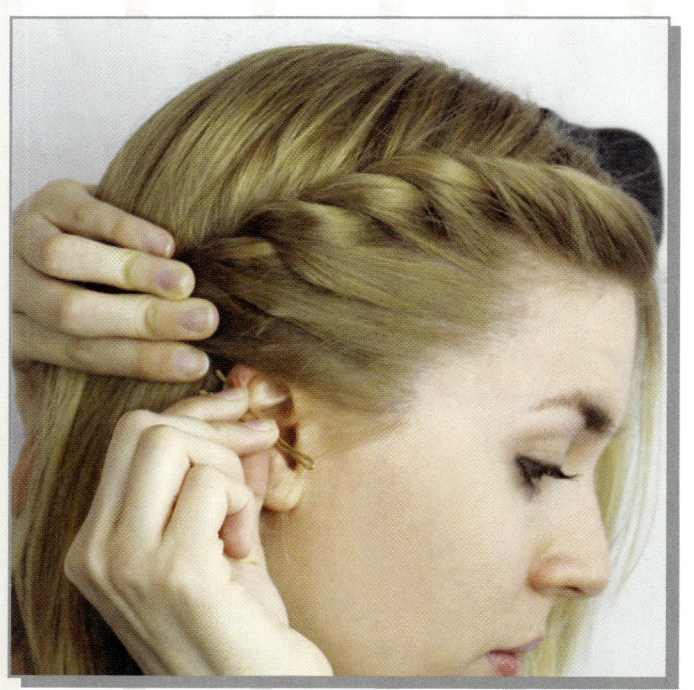

7 Fixieren Sie den Zopf mit einer Haarklemme.

Der geflochtene Pony

Für diesen einzigartigen Look wendet man die Technik des Haubenzopfes an. Ähnlich wie beim französischen Zopf verwendet man hierfür drei Strähnen an der Stirn, wobei Sie beim Flechten auf der einen Seite des Zopfes stets Haare hinzufügen. Das Ergebnis ist ein edler Zopf, wo normalerweise Ihr Pony wäre. Wenn Sie diese Technik noch nicht kennen, ist es vielleicht hilfreich, wenn Sie sich den Haubenzopf (siehe Seite 69) in diesem Buch noch einmal ansehen, ehe Sie sich dieser Frisur zuwenden.

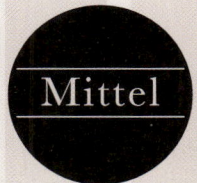

Mittel

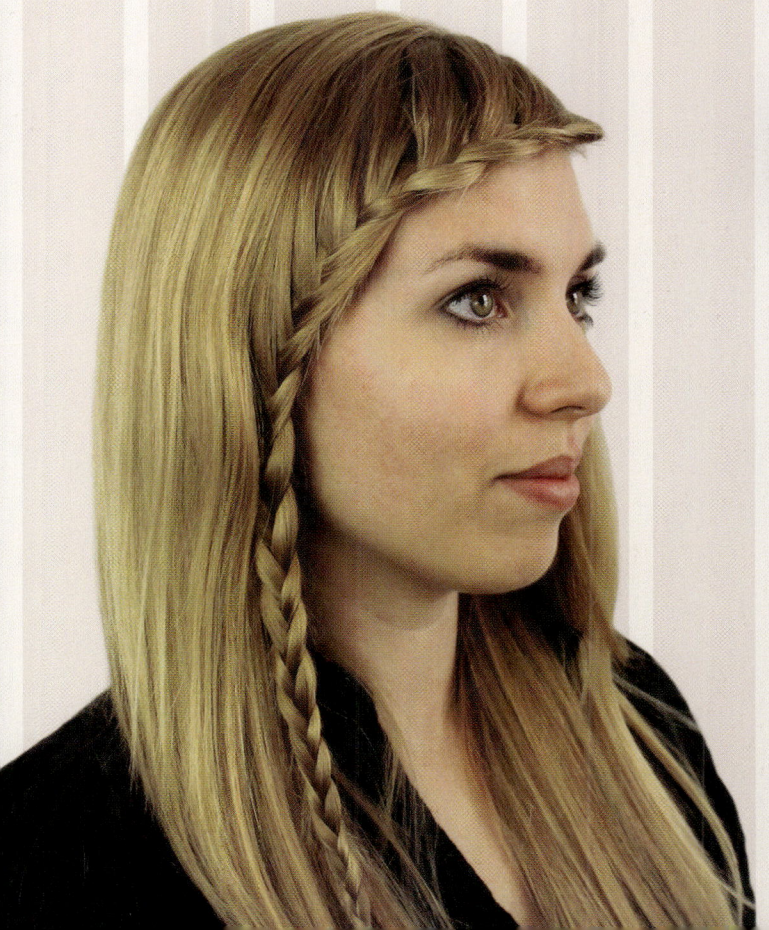

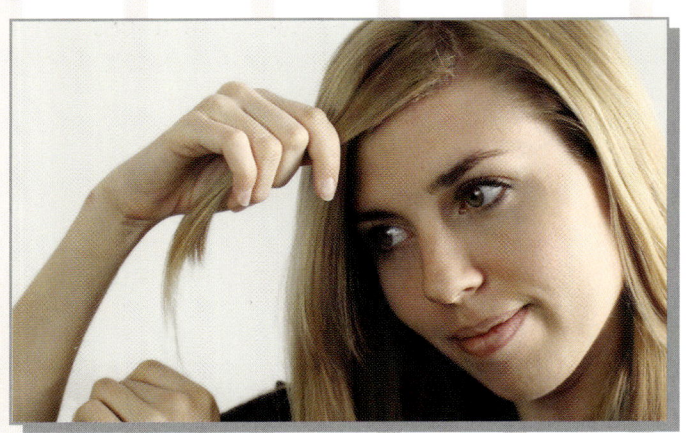

1 Scheiteln Sie Ihr Haar, und nehmen Sie eine kleine Strähne über der Stirn auf.

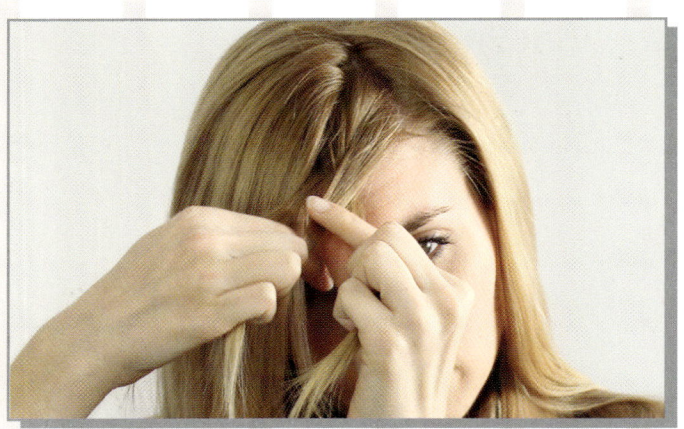

2 Unterteilen Sie diese Strähne nochmals in drei Strähnen, und legen Sie dann die linke Strähne über die mittlere, anschließend die rechte über die mittlere Strähne.

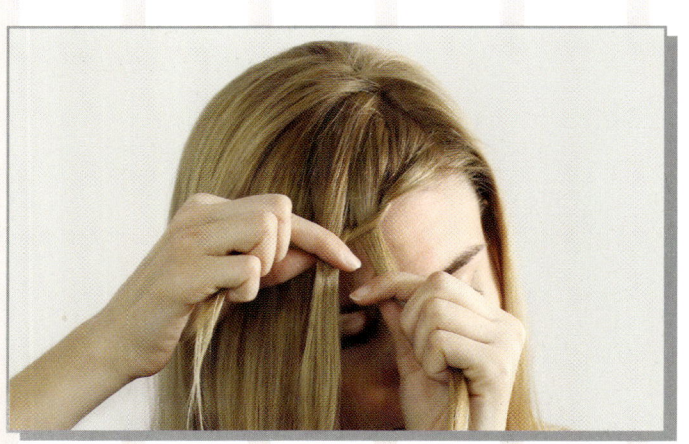

3 Wiederholen Sie den vorangegangenen Schritt, aber fügen Sie der linken äußeren Strähne jedes Mal ein paar Haare hinzu, ehe Sie sie über die mittlere Strähne führen. Zur rechten Strähne fügen Sie beim Flechten jedoch nichts hinzu.

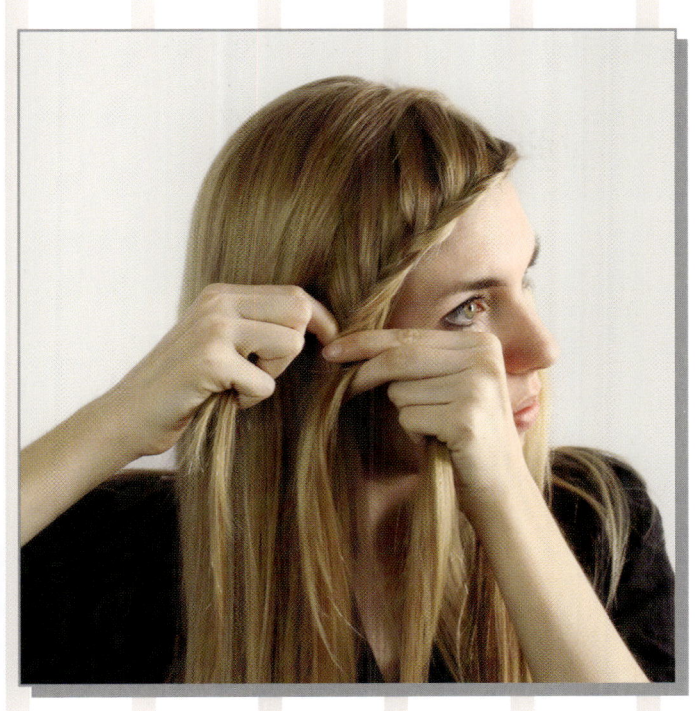

4 Fahren Sie auf diese Weise bis zum Ohr hin fort.

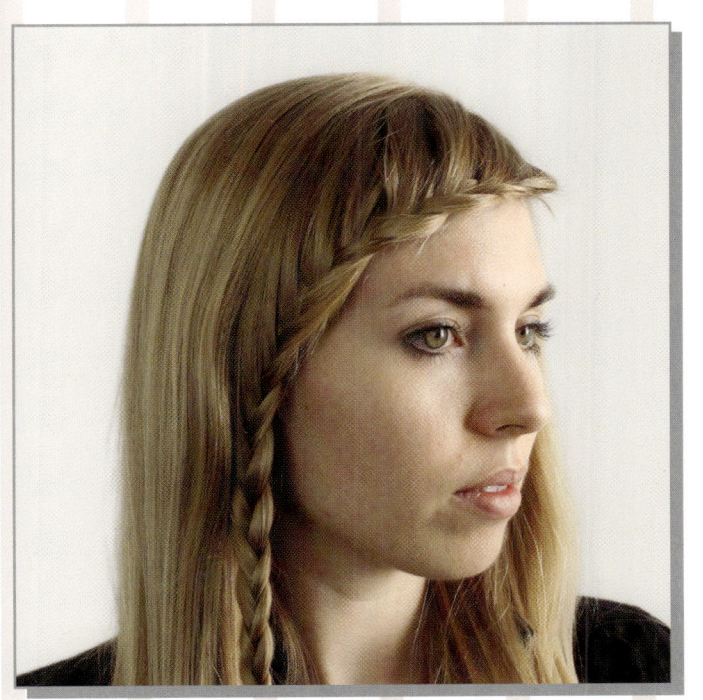

5 Wenn Sie das Ohr erreicht haben, gehen Sie zum einfachen dreisträhnigen Zopf über und flechten weiter, bis Sie zum Ende der Haare gelangt sind. Binden Sie den Zopf mit einem Haargummi zusammen.

Der Knotenzopf

Elegant und edel wirkt dieser einfache Zopf, der jedem gelingt. Er funktioniert im Prinzip wie der erste Schritt beim Binden von Schnürsenkeln, bei dem man das eine Schuhband um das andere schlingt und festzieht. Das Ergebnis ist eine schöne und minutenschnelle Aufsteckfrisur, die sich auch für besondere Anlässe eignet.

Mittel

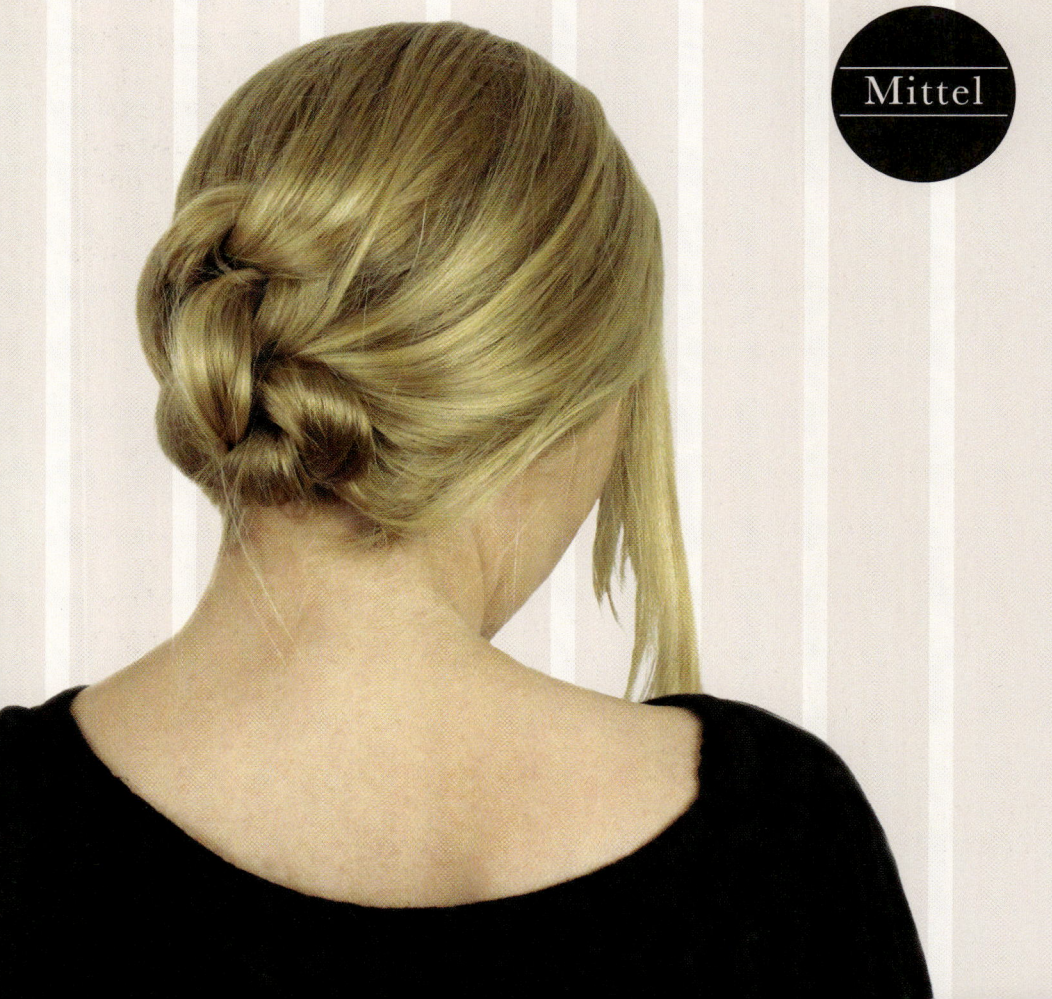

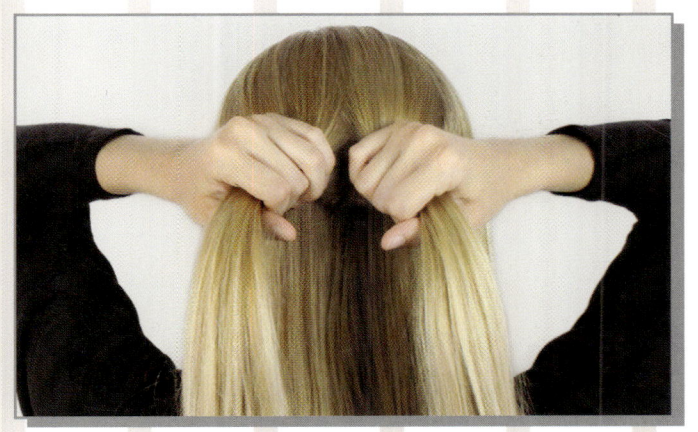

1 Unterteilen Sie Ihr Haar in zwei Bereiche, als wollten Sie die obere Hälfte Ihrer Haare zu einem Pferdeschwanz binden. Unterteilen Sie diese Partie anschließend nochmals in zwei kleinere Stränge.

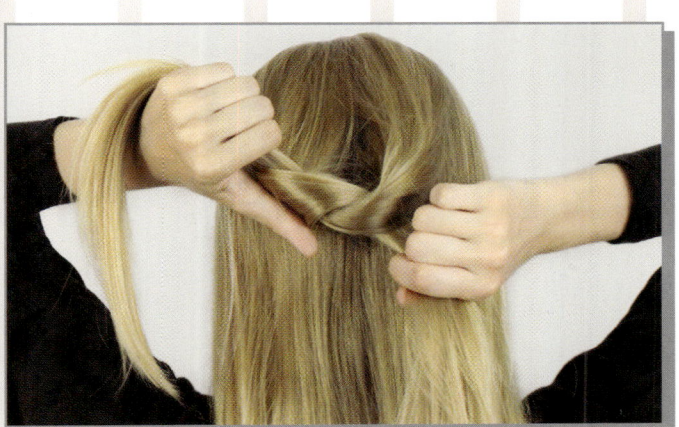

2 Legen Sie den linken Strang über den rechten und ziehen ihn dann gleich wieder unter dem rechten Strang durch die Schlaufe hindurch. Anschließend ziehen Sie an den Enden, um den so entstandenen einfachen Knoten festzuziehen.

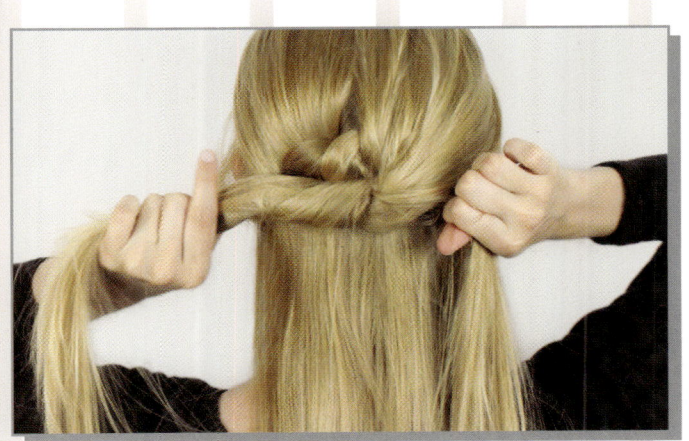

3 Halten Sie die beiden Stränge weiter fest, nehmen Sie weitere Haare aus der Partie unter diesem Knoten auf und fügen sie den Strängen in Ihren Händen hinzu. Wiederholen Sie Schritt 2 mit den neuen Haarsträhnen.

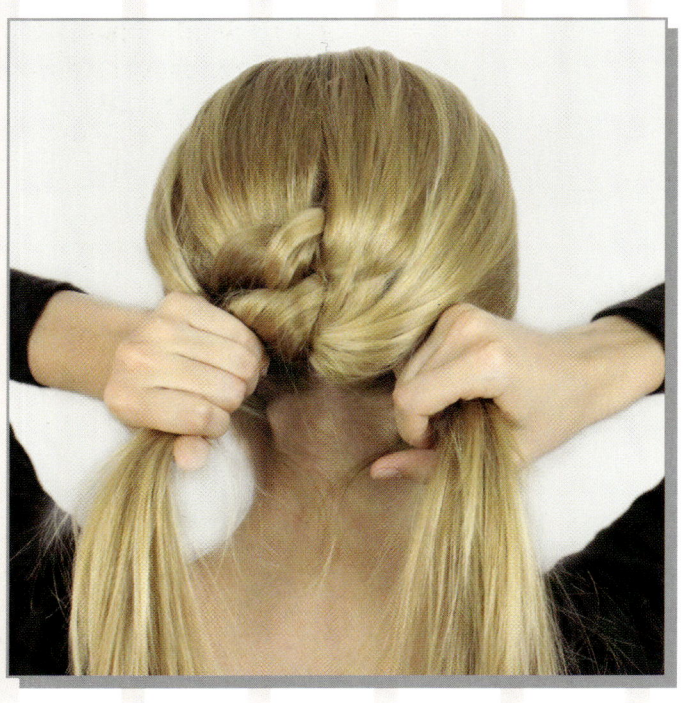

4 Machen Sie weiterhin Knoten, bis Sie alle Haare eingearbeitet haben. Die Flechtfrisur sollte etwa auf Nacken-höhe enden.

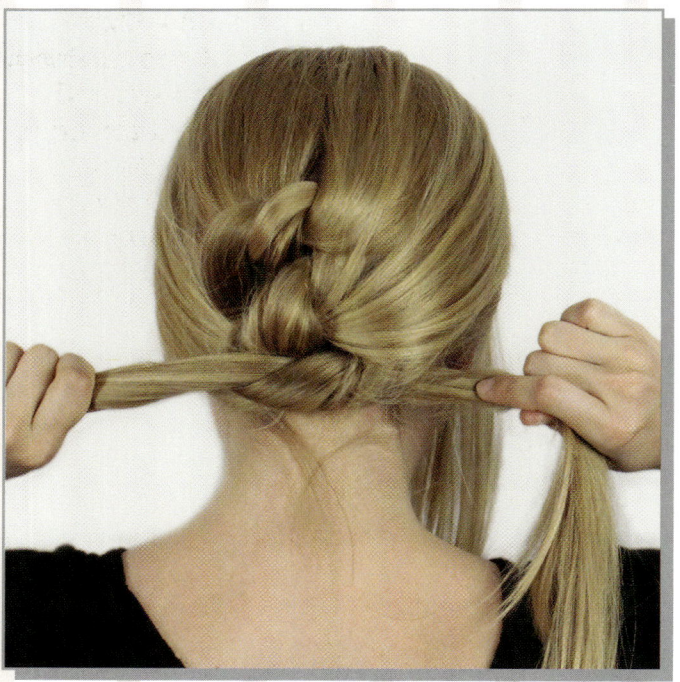

5 Ziehen Sie die Enden richtig fest, damit Ihre Frisur auch sitzt.

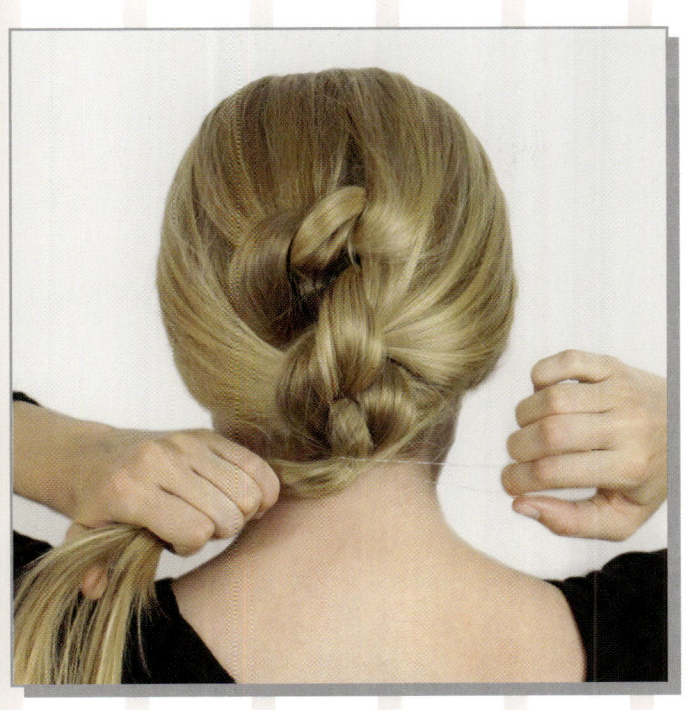

6

Binden Sie die losen
Enden mit einem Haar-
gummi zusammen.

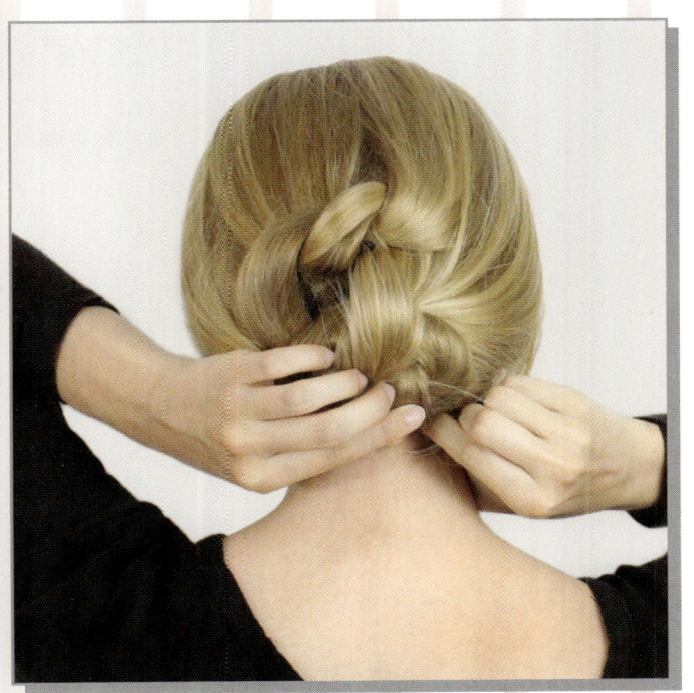

7

Fassen Sie die über-
zähligen Haare zu einem
Dutt zusammen, und
stecken Sie diesen unter
dem Knotenzopf fest.
Verwenden Sie Haar-
klemmen, um ihn zu
fixieren.

Der französische Pferdeschwanz

Diese außergewöhnliche Frisur ist so adrett und hübsch anzuschauen, dass Sie sie wirklich überall tragen können. Für diese französische Variante lässt man den gewöhnlichen Pferdeschwanz gern links liegen, und sollten Sie den französischen Zopf bereits im Schlaf beherrschen, werden Sie diese Frisur im Handumdrehen bewerkstelligen können. Sollten Sie noch eine kleine Hilfestellung brauchen, schauen Sie sich die Anleitung für den eingeschlagenen französischen Zopf noch einmal an (siehe S. 57).

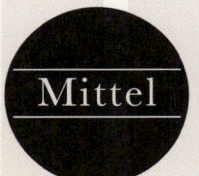

Mittel

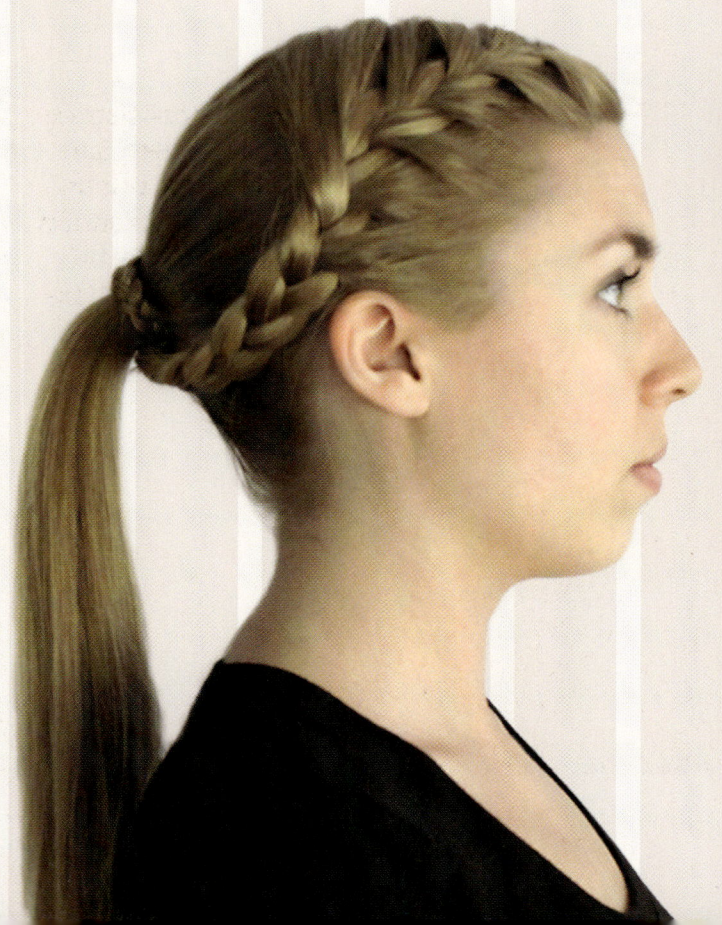

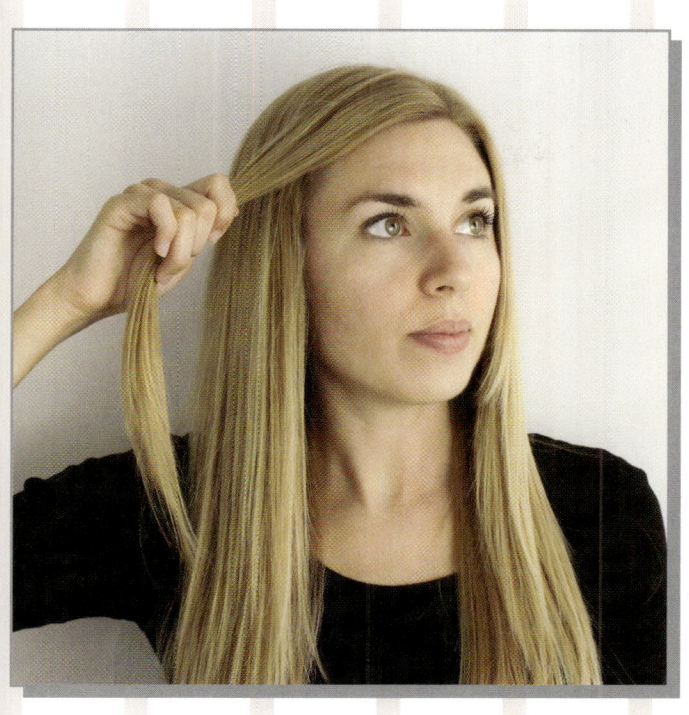

1 Nehmen Sie eine kleine Strähne an der Stirn auf.

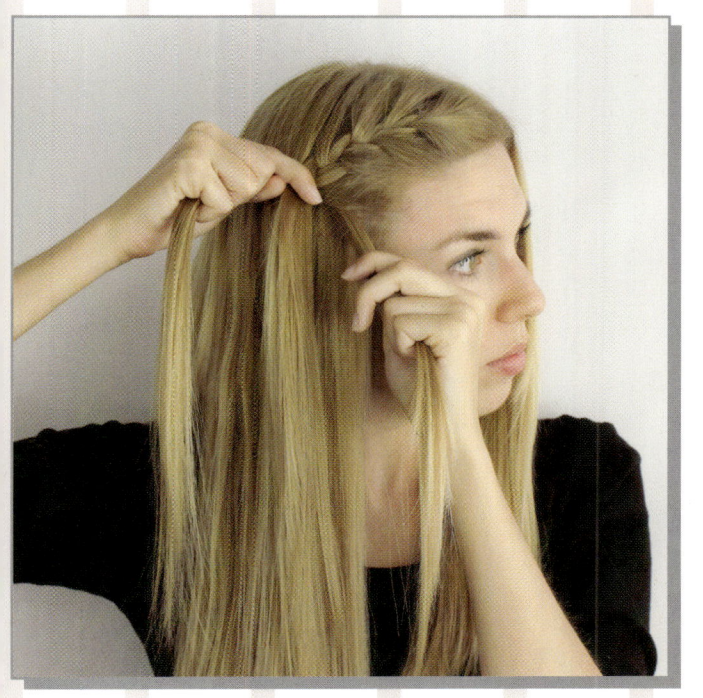

2 Für den französischen Zopf unterteilen Sie diese Strähne nun in drei kleinere Strähnen und legen die rechte und anschließend die linke Strähne über die mittlere.

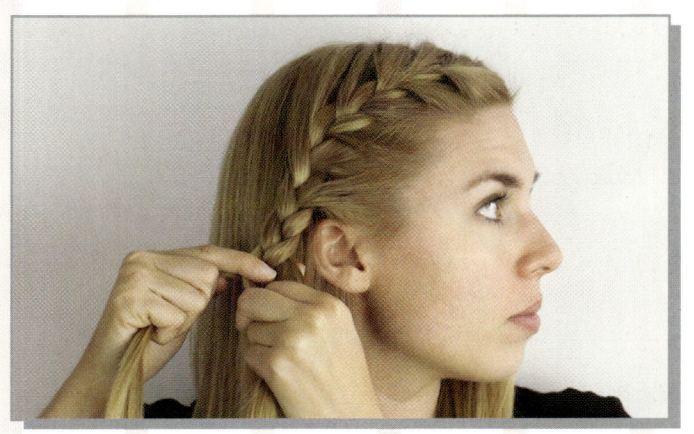

3 Nehmen Sie beim Flechten stets neue Haarsträhnen zu den äußeren Strähnen hinzu. Flechten Sie auf diese Weise weiter, bis Sie Ihr Ohr erreicht haben und alle Haare im Bereich der Kopfhaut eingearbeitet sind.

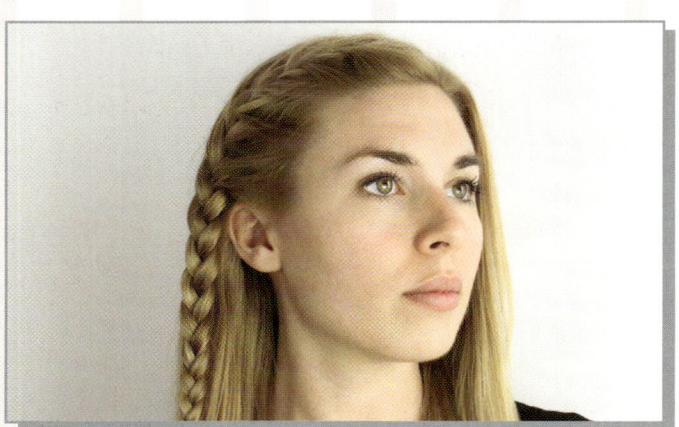

4 Flechten Sie die Haare anschließend als einfachen dreisträhnigen Zopf weiter, und binden Sie ihn am Ende mit einem Haargummi zusammen.

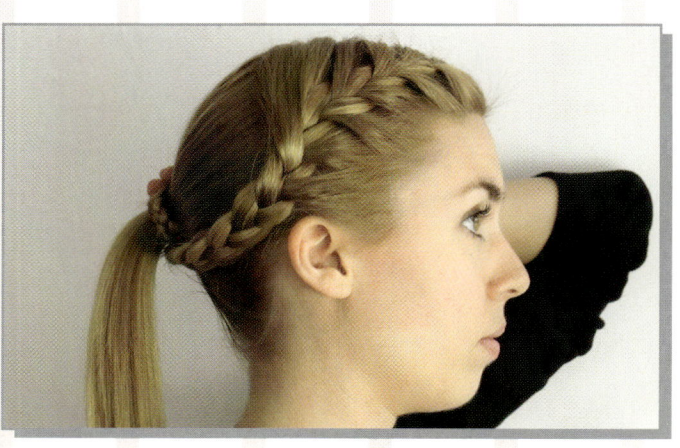

5 Fassen Sie die übrigen Haare zu einem Pferdeschwanz zusammen. Wickeln Sie das Ende des Zopfes um den Ansatz des Pferdeschwanzes, und fixieren Sie ihn mit einer Haarklemme.

Der seitliche französische Zopf

Verglichen mit den üblichen Varianten des französischen Zopfes ist diese etwas ganz Besonderes. Sie beginnt am Scheitel und setzt sich dann seitlich des Kopfes fort bis ganz nach unten. Vor allem im Sommer macht sich dieser Look gut, Sie werden dafür mit Sicherheit viele Komplimente ernten. Die Grundlage für diese Frisur ist die französische Flechttechnik. Sollten Sie mit dieser noch nicht sonderlich gut vertraut sein, blättern Sie ruhig noch einmal zum eingeschlagenen französischen Zopf zurück (siehe S. 57).

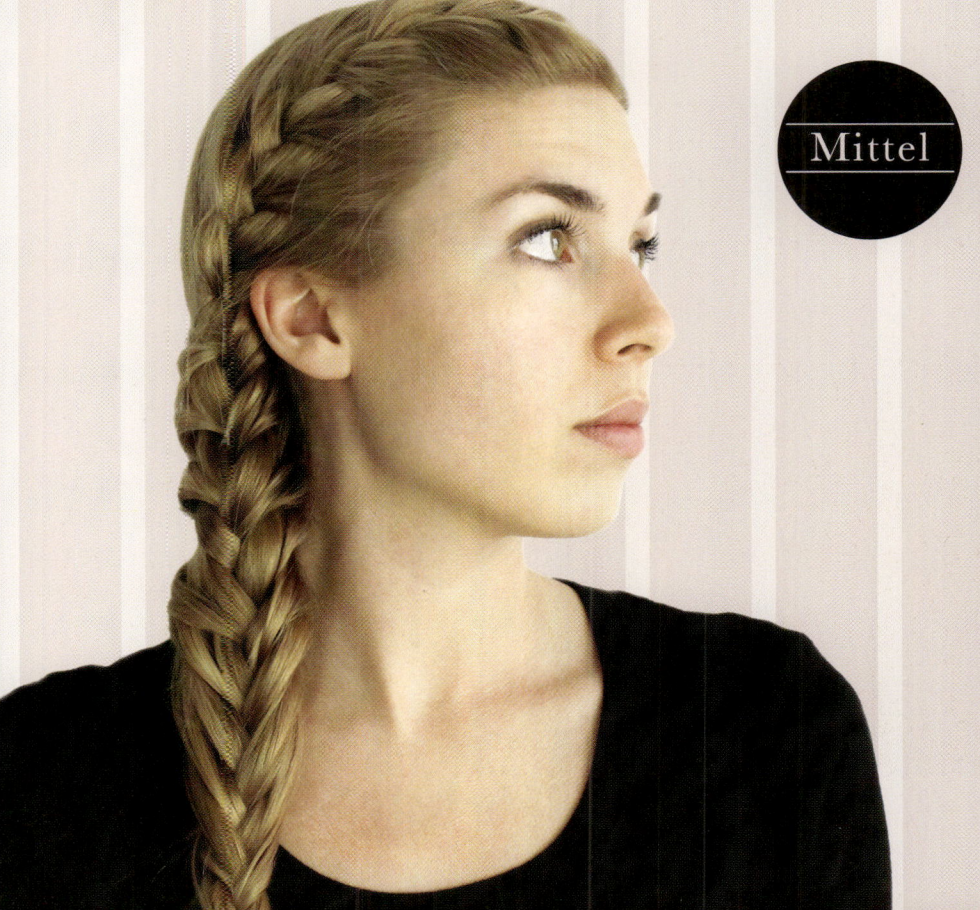

Mittel

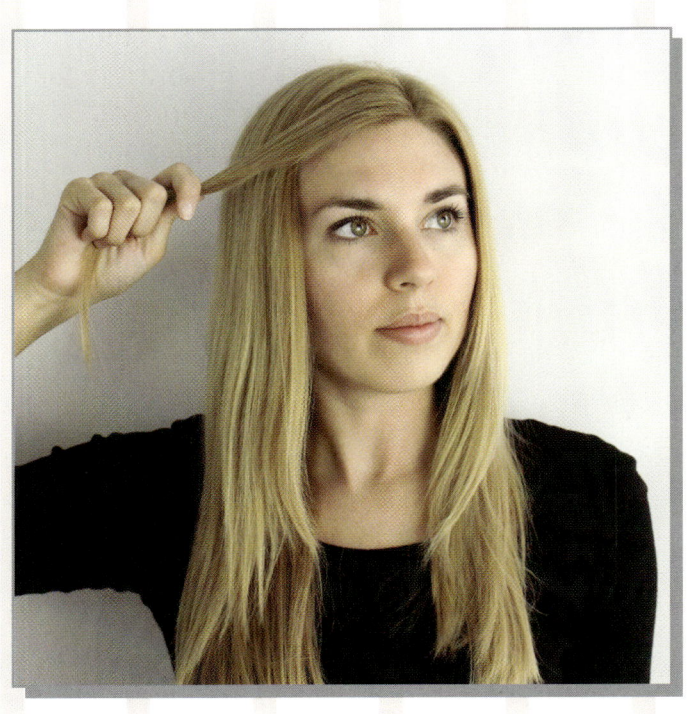

1 Nehmen Sie direkt an der Stirn eine Haarsträhne auf.

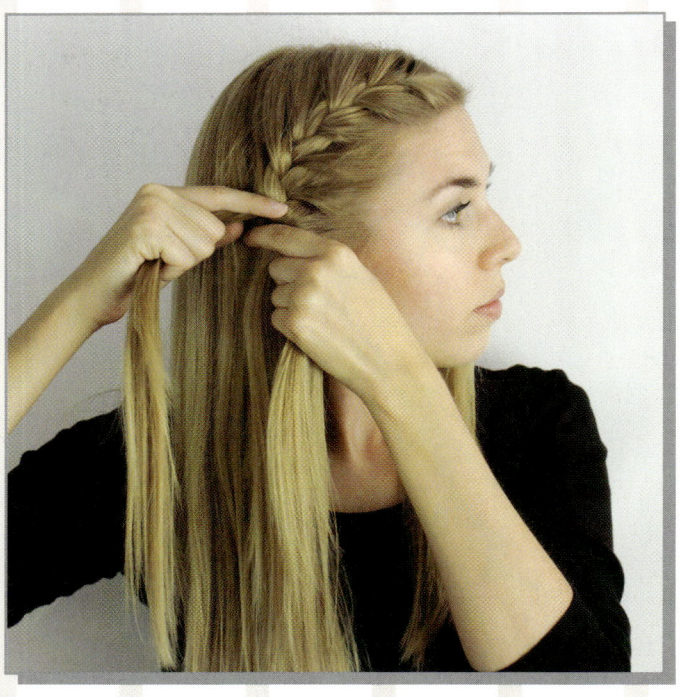

2 Unterteilen Sie diese Strähne in drei kleinere Strähnen, und flechten Sie diese französisch bis hinab zum rechten Ohr. Dafür führen Sie zuerst die linke und dann die rechte Strähne über die mittlere, wobei Sie jedes Mal von außen etwas Haar zu den Strähnen hinzufügen, ehe Sie sie über die mittlere legen.

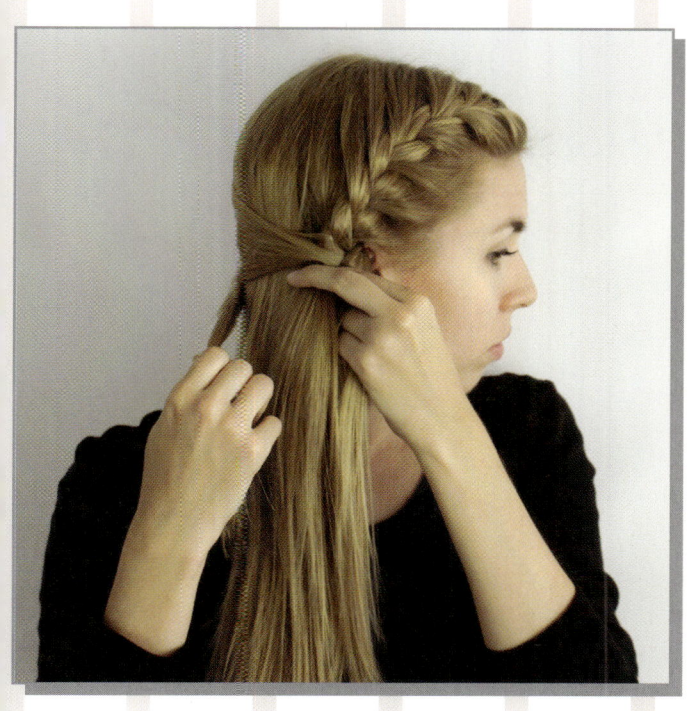

3 Sobald Sie das Ohr erreicht haben, nehmen Sie auf der anderen Seite des Kopfes Strähnen auf und arbeiten sie von links in den Zopf ein.

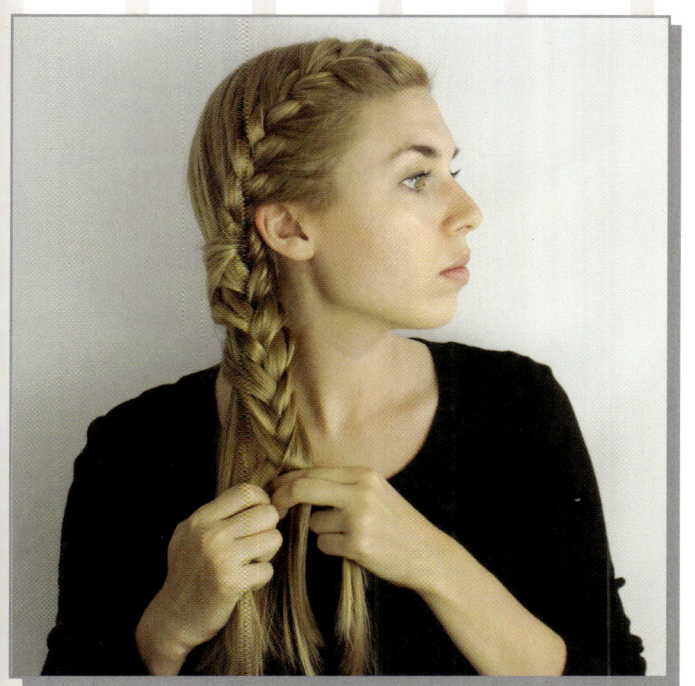

4 Flechten Sie den Zopf bis zu den Haarspitzen. Binden Sie ihn anschließend mit einem Haargummi zusammen.

Der vier-
strähnige Zopf

Sie denken vielleicht, Sie hätten gar nicht genug Hände für einen vier-
strähnigen Zopf, aber es ist gar nicht so schwer, wie es zunächst klingt.
Im Wesentlichen besteht die Technik darin, die äußeren Strähnen zunächst unter und dann über die anderen Strähnen zu weben, bis das
gesamte Haar geflochten ist. Das Ergebnis ist ein bildschöner und
kunstvoller Zopf, mit dem Sie viele bewundernde Blicke auf sich ziehen
werden.

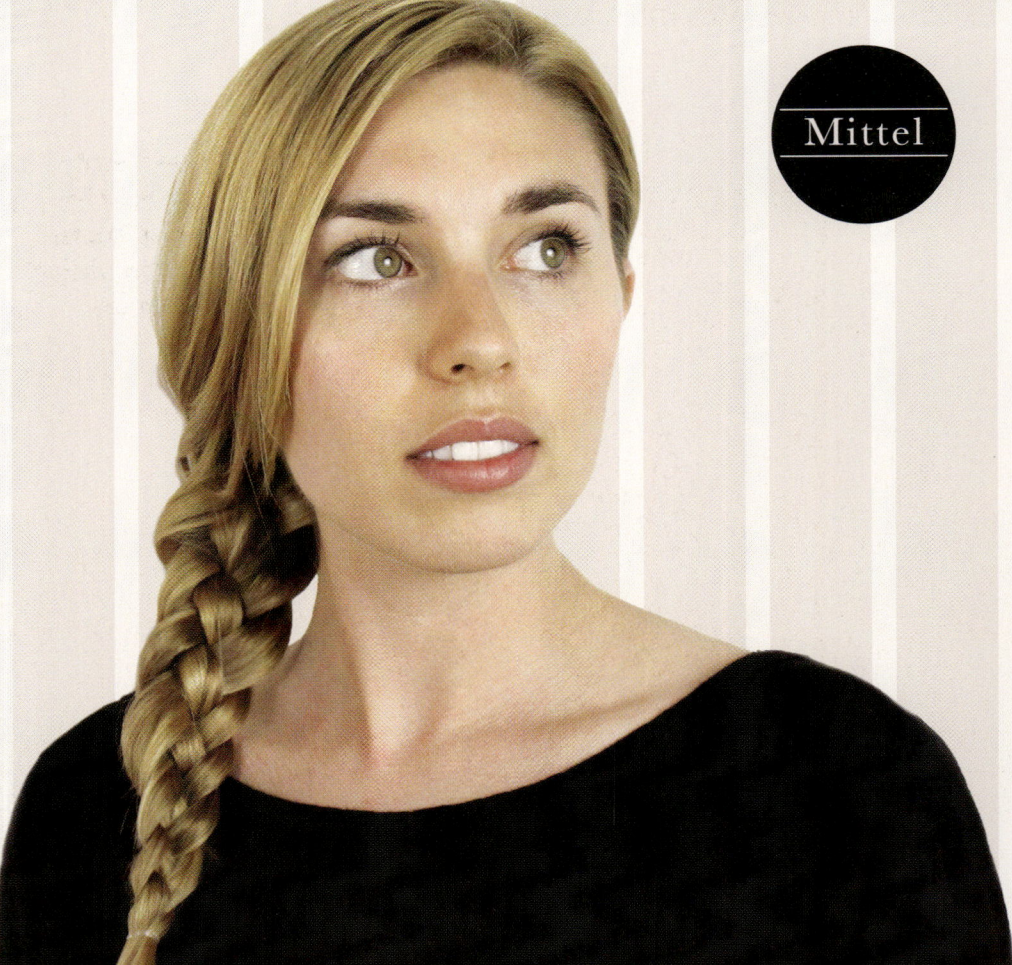

Mittel

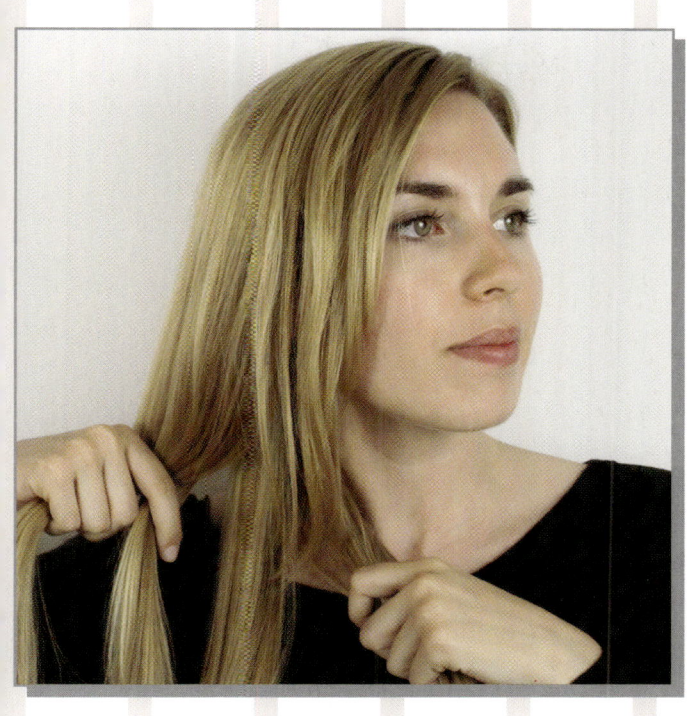

1 Teilen Sie Ihr Haar in vier Partien auf.

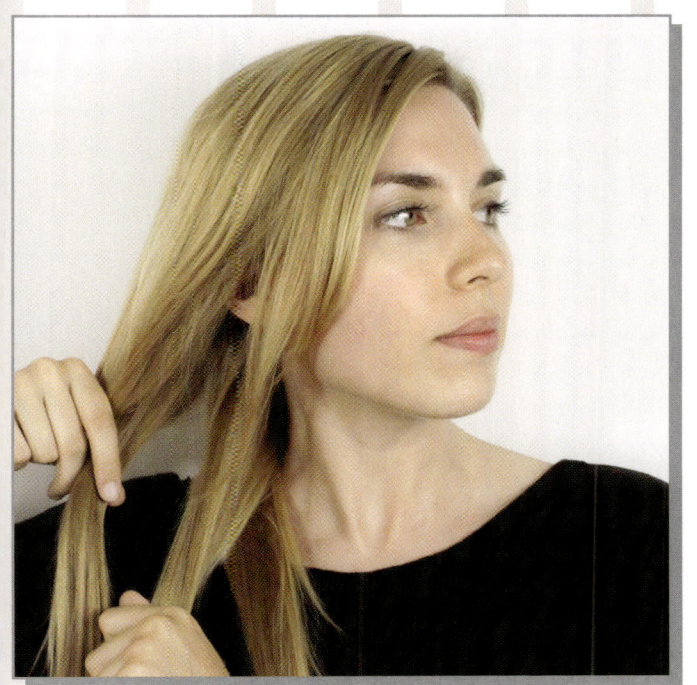

2 Legen Sie die rechte äußere Strähne, die Arbeitssträhne sozusagen, über die nächstliegende Strähne.

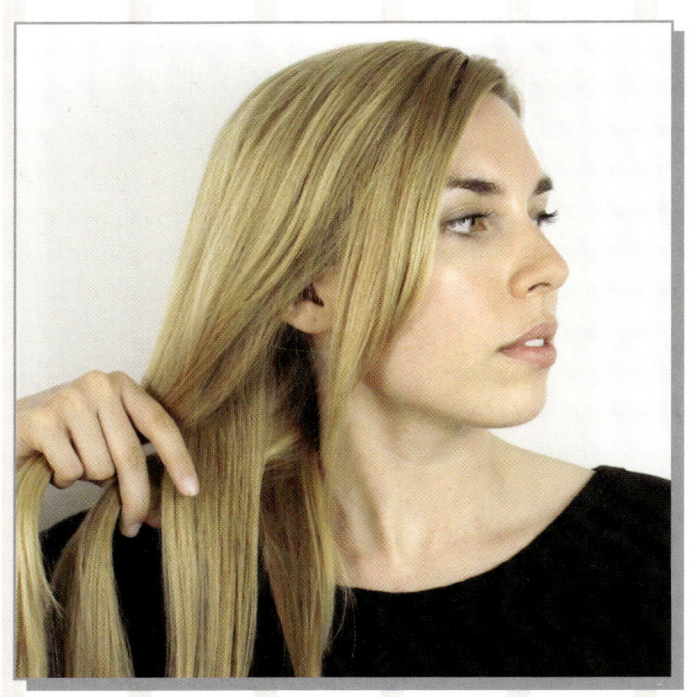

3 Führen Sie die Arbeitssträhne unter der nächsten Haarsträhne hindurch.

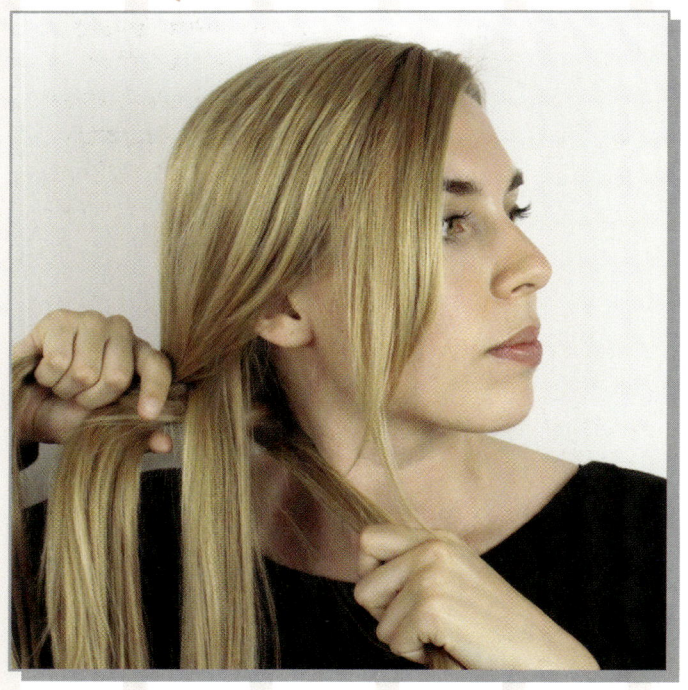

4 Legen Sie die Arbeitssträhne über den letzten Strang.

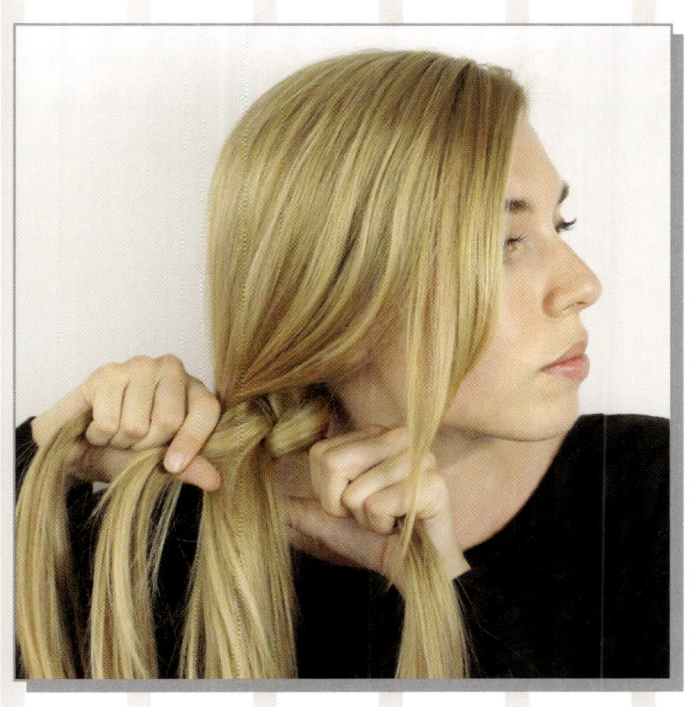

5

Die Strähne, die nun rechts außen liegt, ist nun die neue Arbeitssträhne und wird in gleicher Weise über und unter den anderen Strähnen verwoben.

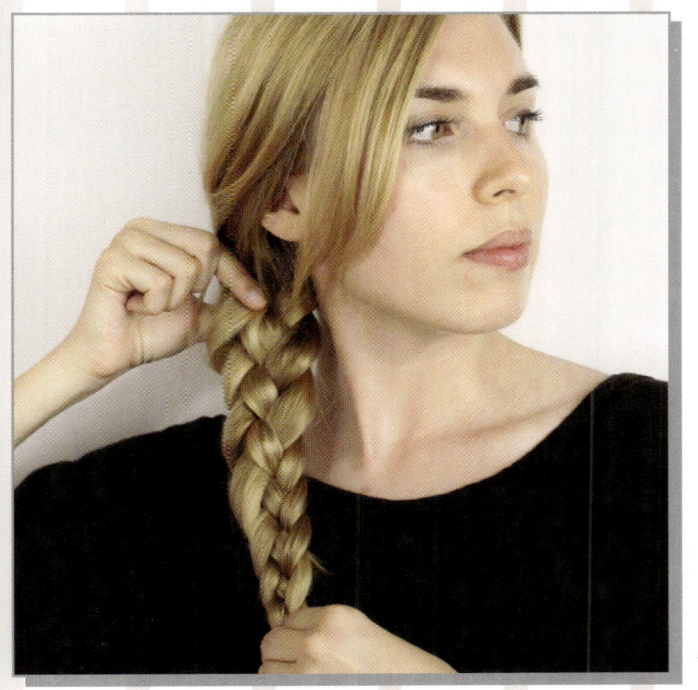

6

Wiederholen Sie die Schritte 2 bis 5, bis Sie an die Haarspitzen gelangt sind. Binden Sie den Zopf anschließend mit einem Haargummi zusammen.

Verschlungene französische Zöpfe

Diese Frisur sieht nach einem aufwendigen Arrangement verschiedener ineinander verschlungener Zöpfe aus. Dabei sind es lediglich zwei französische Zöpfe, die geschickt am Hinterkopf platziert wurden. Wenn Sie in Sachen französischem Zopf noch etwas Hilfestellung benötigen, schauen Sie sich am besten die Anleitung zum eingeschlagenen französischen Zopf noch einmal an (siehe S. 57). Viele Frauen lassen sich von solch einer Frisur schnell einschüchtern, weil sie so kompliziert aussieht. Aber wenn Sie sich den Ablauf der einzelnen Arbeitsschritte ansehen, werden Sie feststellen, dass sie gar nicht so schwer ist, wie es zunächst den Anschein hat. Wagen Sie einen Versuch, und Sie werden begeistert sein!

Mittel

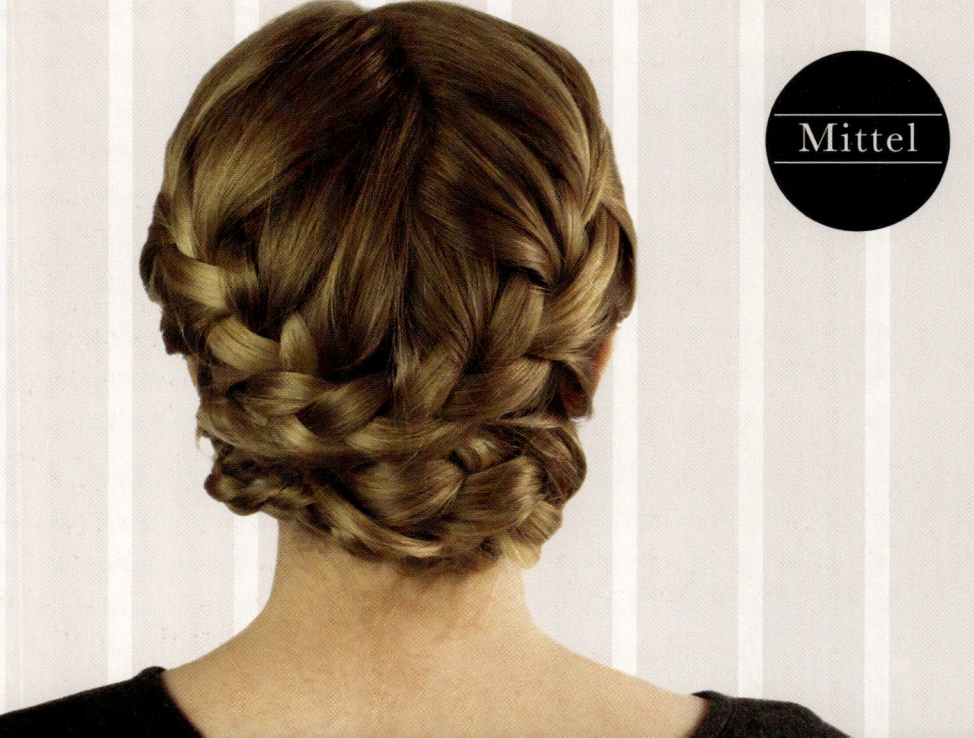

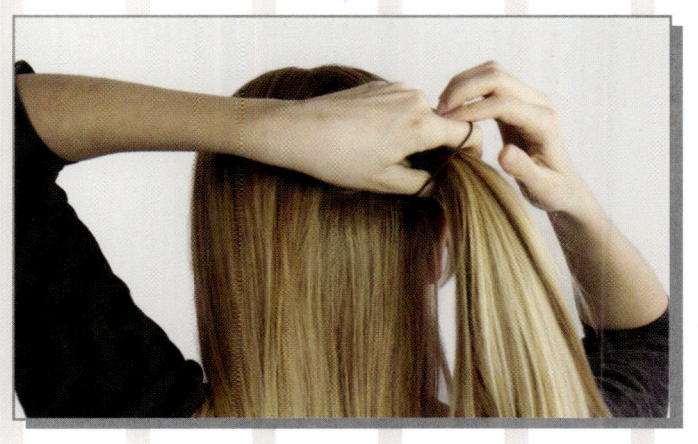

1 Nehmen Sie eine Partie Haare am oberen rechten Viertel Ihres Kopfes auf, und binden Sie es mit einem Haargummi zusammen, damit es nicht im Weg ist.

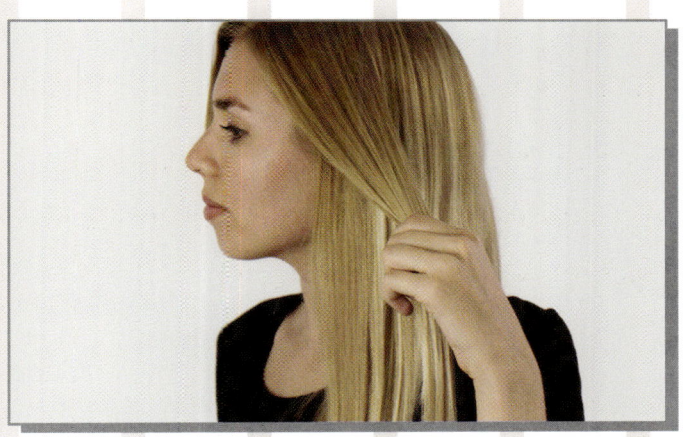

2 Nehmen Sie eine Partie Haare auf der linken Seite des Kopfes, direkt am Haaransatz auf.

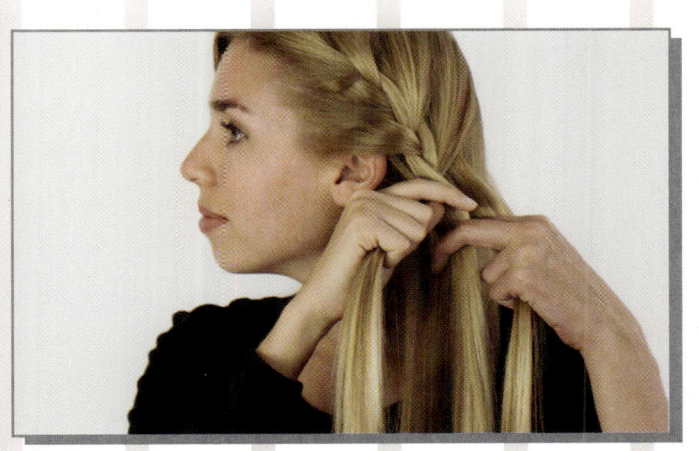

3 Beginnen Sie mit einem französischen Zopf, indem Sie die Partie in drei kleinere Strähnen unterteilen. Nehmen Sie zunächst die rechte, dann die linke Strähne, und legen Sie sie jeweils über die mittlere. Fahren Sie fort, und nehmen Sie jedes Mal etwas Haar zu der Strähne hinzu, die Sie über die Mitte legen.

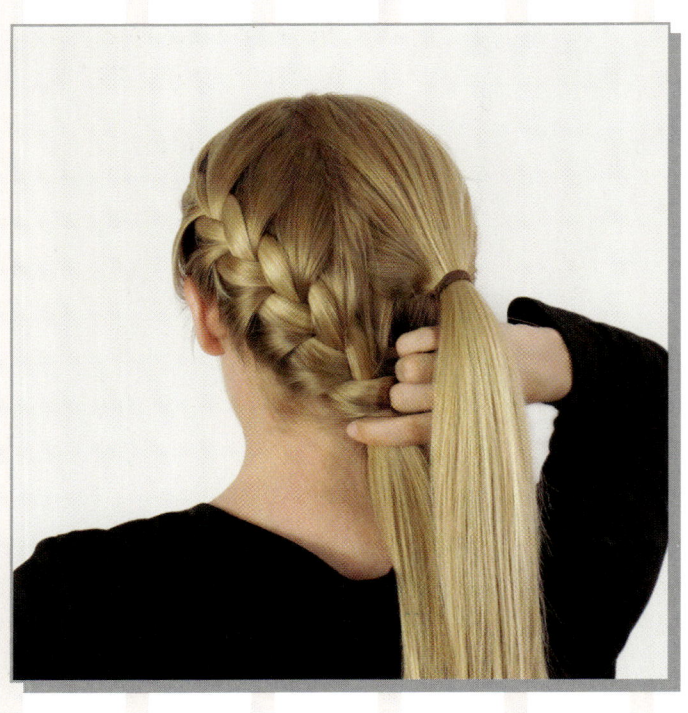

4

Flechten Sie den französischen Zopf bis zur Stelle rechts unten am Kopf, sodass alle Haare im Bereich der Kopfhaut in den Zopf eingearbeitet sind.

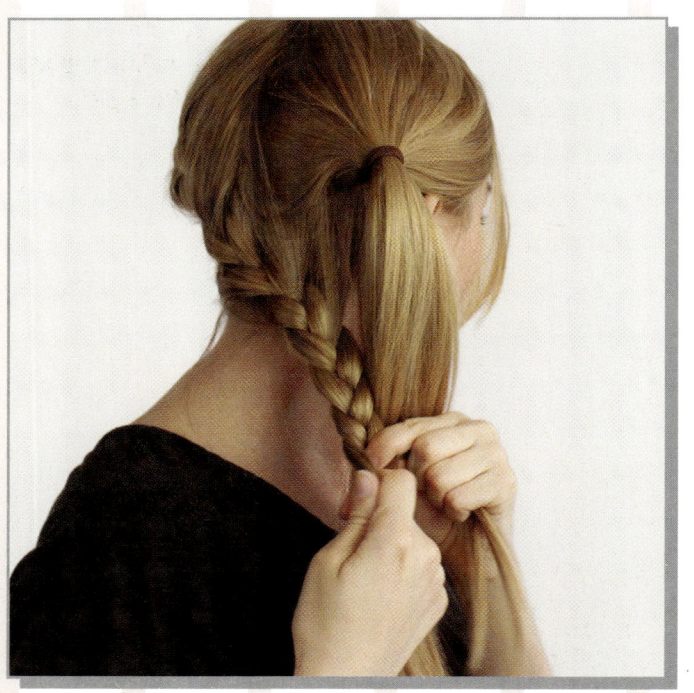

5

Flechten Sie das übrige Haar zu einem einfachen dreisträhnigen Zopf, und binden Sie ihn am Ende mit einem Haargummi zusammen.

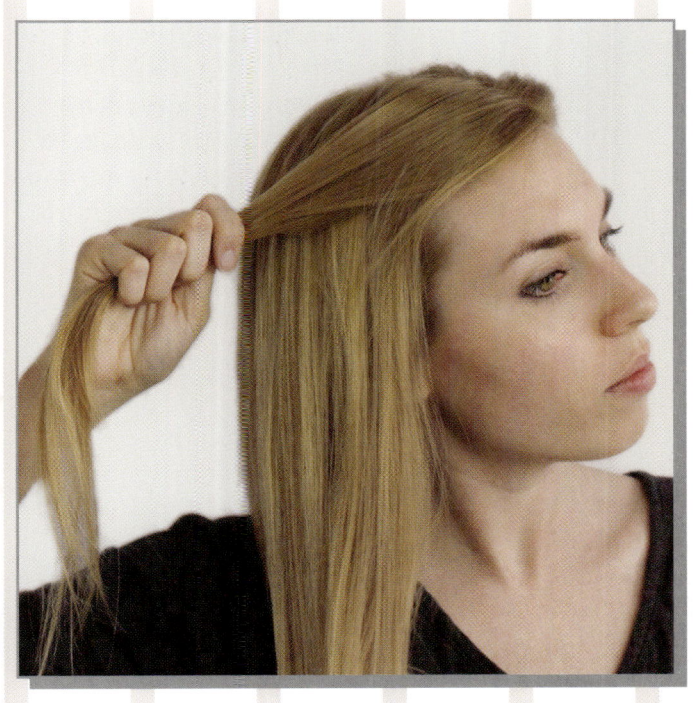

6 Entfernen Sie den Haargummi aus der Haarpartie rechts oben am Kopf.

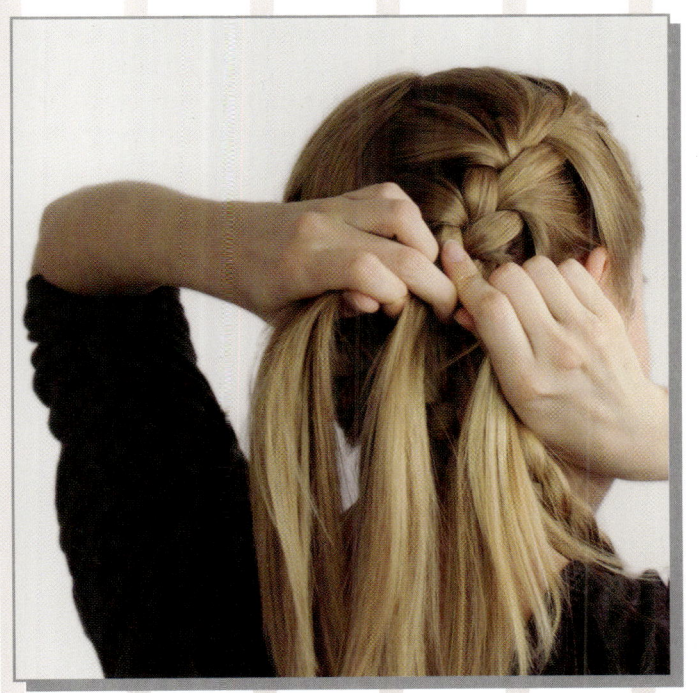

7 Wiederholen Sie die Schritte 2 und 3 bis ganz hinab zur linken Seite.

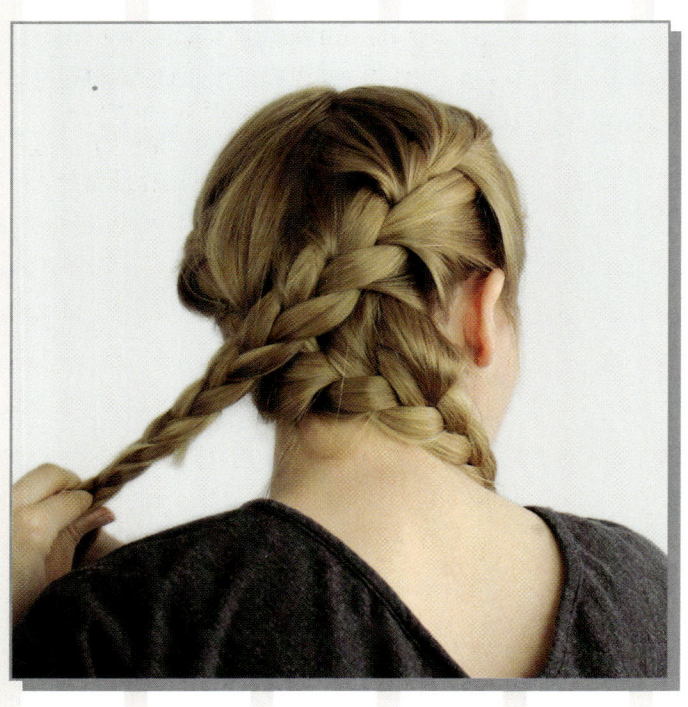

8 Binden Sie den Zopf mit einem Haargummi zusammen, wenn Sie am Ende angekommen sind. Sie sollten nun zwei französische Zöpfe haben, die sich am Hinterkopf kreuzen.

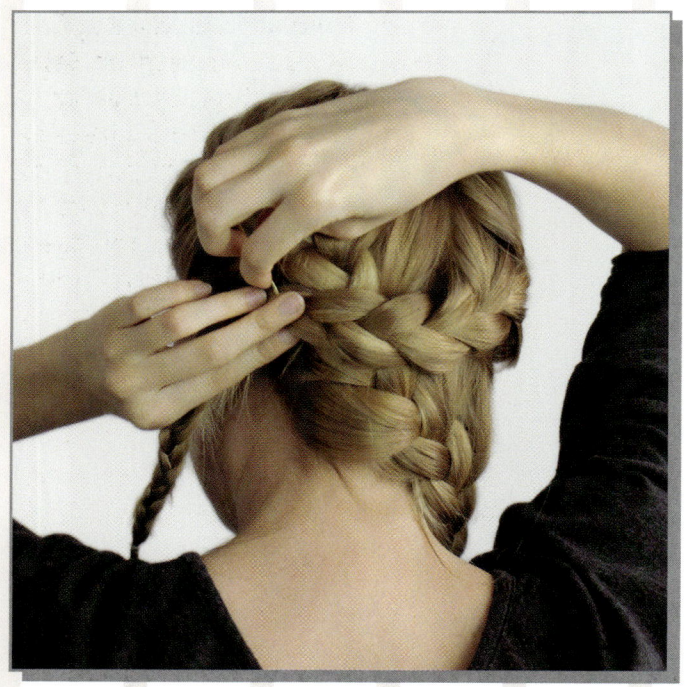

9 Fixieren Sie den Zopf, den Sie gerade geflochten haben, mit einer Haarklemme hinter dem linken Ohr.

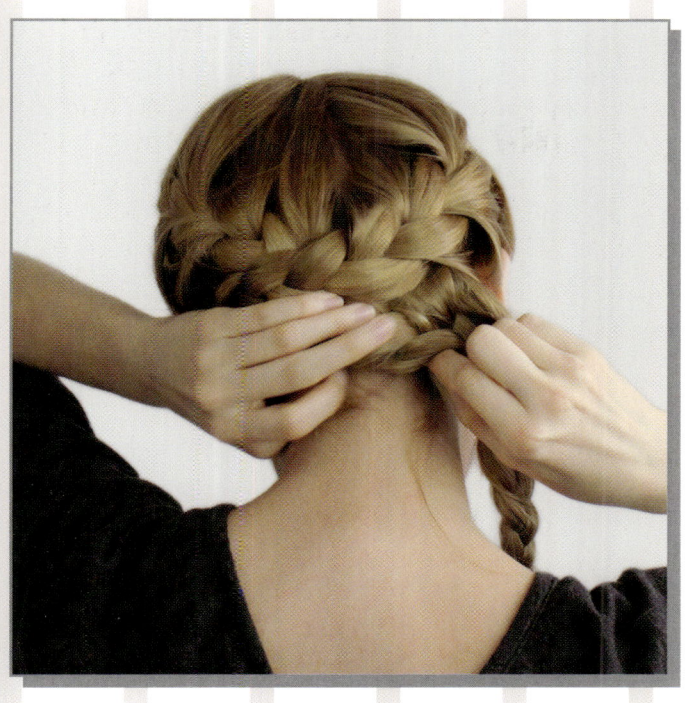

10 Befestigen Sie den Rest dieses Zopfes mit Haarklemmen unterhalb des rechten Ohres, sodass die Enden nicht zu sehen sind.

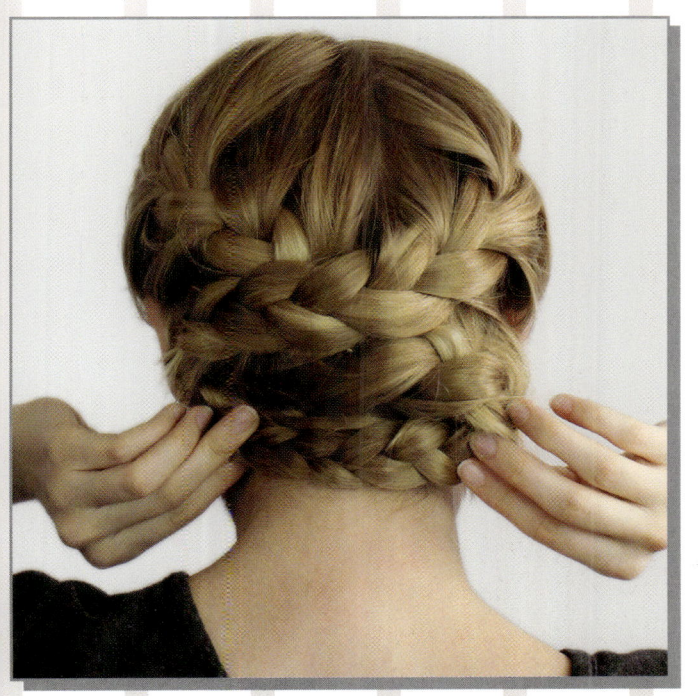

11 Nehmen Sie den Zopf, der auf der rechten Seite herabhängt, und arrangieren Sie ihn so, dass er zum linken Ohr hin läuft. Befestigen Sie ihn mit Haarklemmen, und stecken Sie die losen Enden unter dem Zopf fest.

Der seitliche französische Kordelzopf

Der seitliche französische Kordelzopf lässt sich nicht nur schnell und einfach flechten und ist damit die perfekte Alltagsfrisur, er ist auch alles andere als langweilig. Dieser Zopf fasziniert das Auge des Betrachters. Wenn Sie beim französischen Kordelzopf noch etwas Nachhilfe benötigen, können Sie sich die Anleitung weiter vorne im Buch noch einmal vornehmen, dort wird er genau erklärt (siehe S. 79).

Mittel

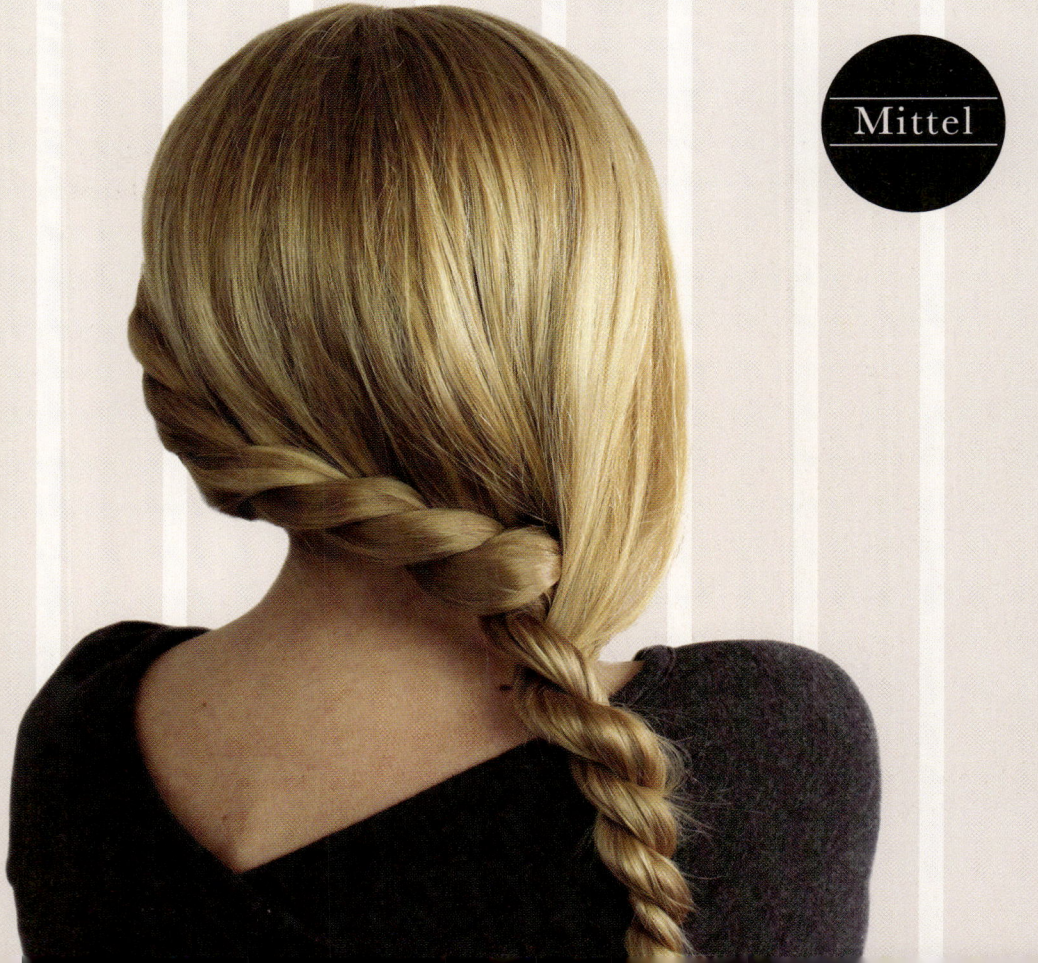

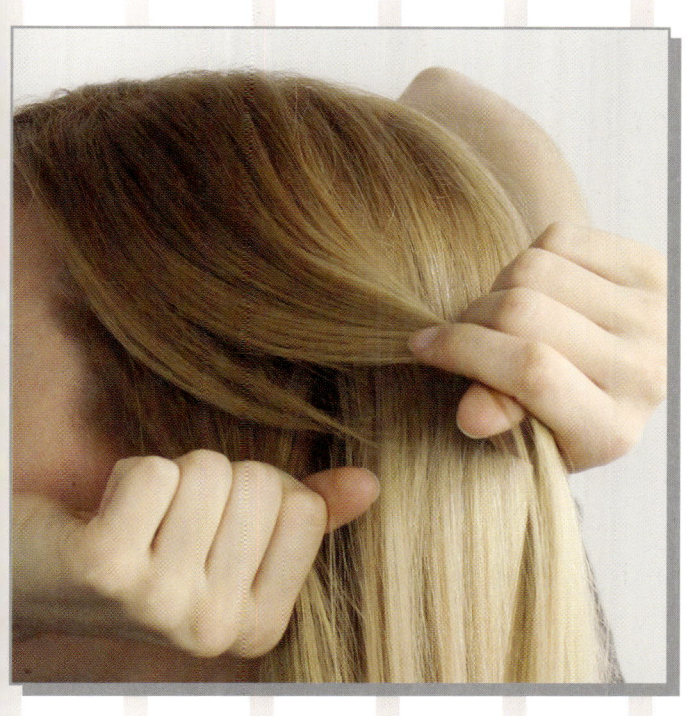

Beginnen Sie mit zwei
Strähnen direkt über
dem Ohr.

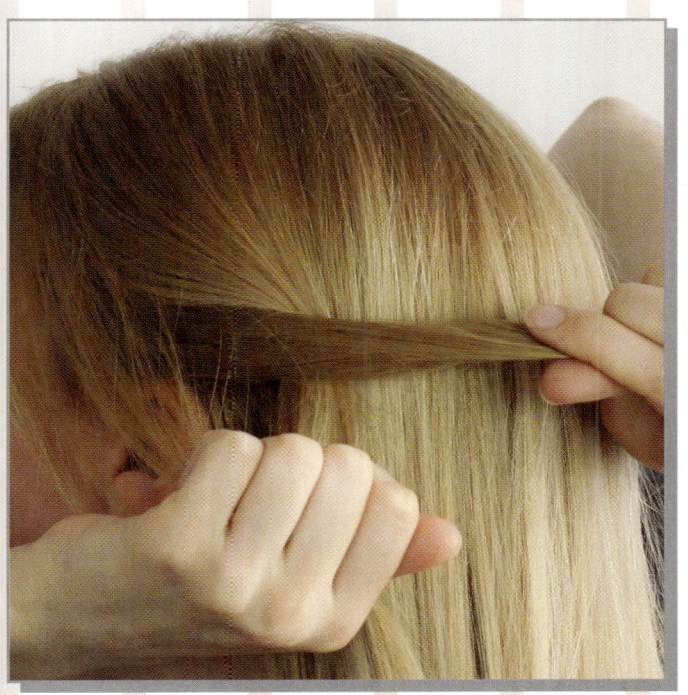

2 Nehmen Sie die untere
Partie, und legen Sie sie
über die obere.

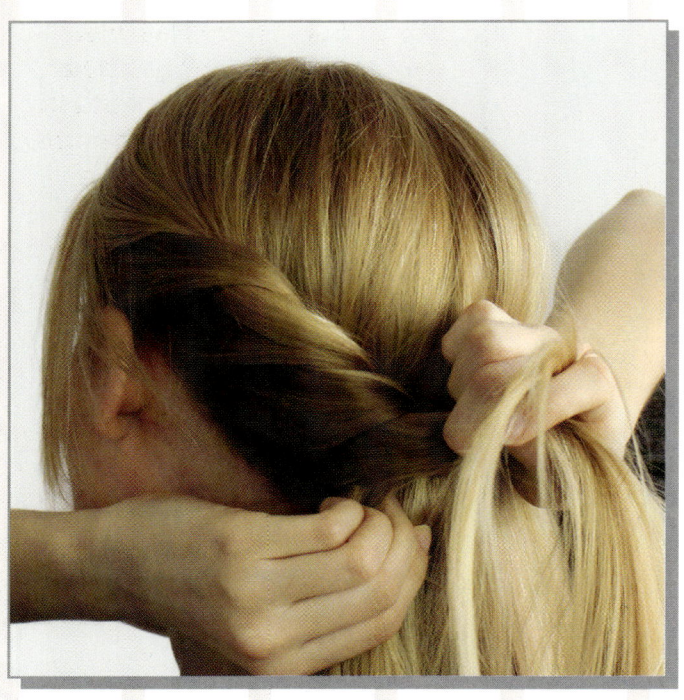

3 Fügen Sie nun weitere Haare zur unteren Strähne hinzu, und legen Sie sie über die obere.

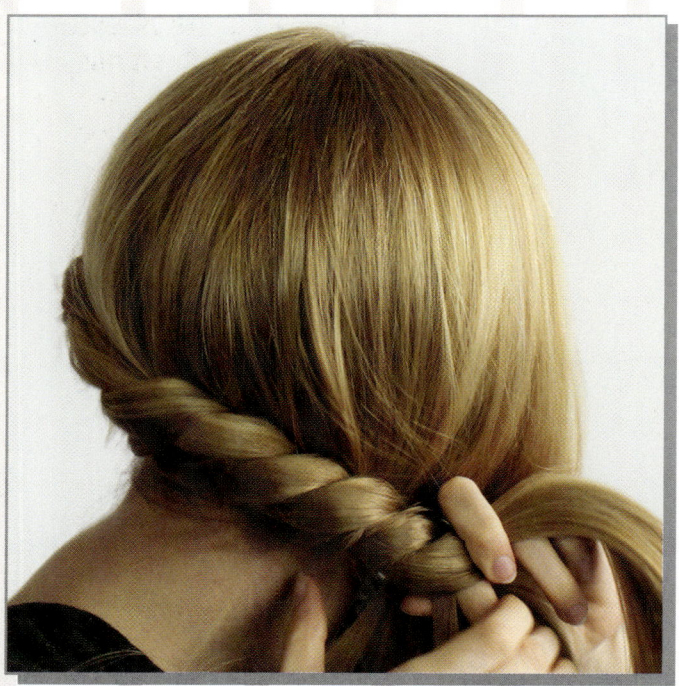

4 Wiederholen Sie den vorangegangenen Schritt, bis der Zopf einmal um Ihren Hinterkopf gewunden ist und alle Haare darin aufgenommen sind.

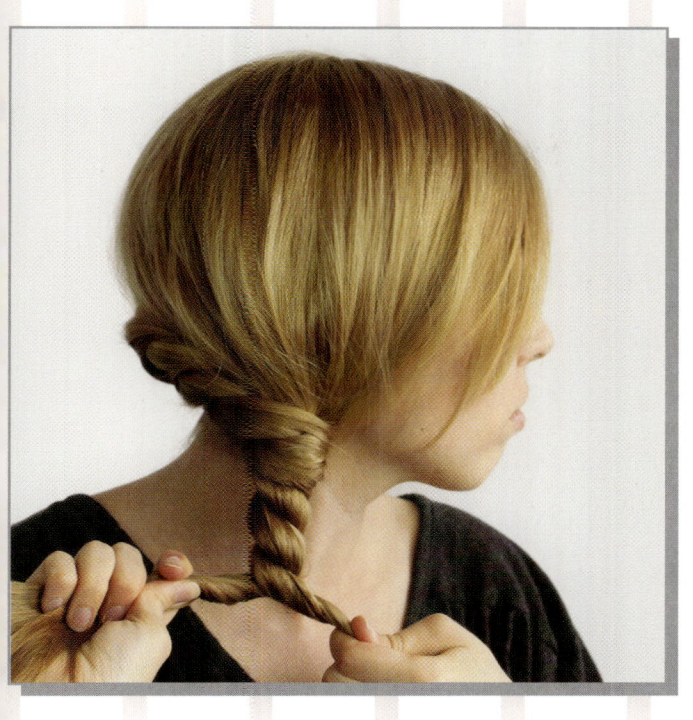

5

Sobald alle Haare in den Zopf eingearbeitet sind und Sie unterhalb des Ohres angekommen sind, drehen Sie die beiden Strähnen um sich selbst und wickeln sie anschließend in entgegengesetzter Drehrichtung umeinander, und zwar so fest wie möglich.

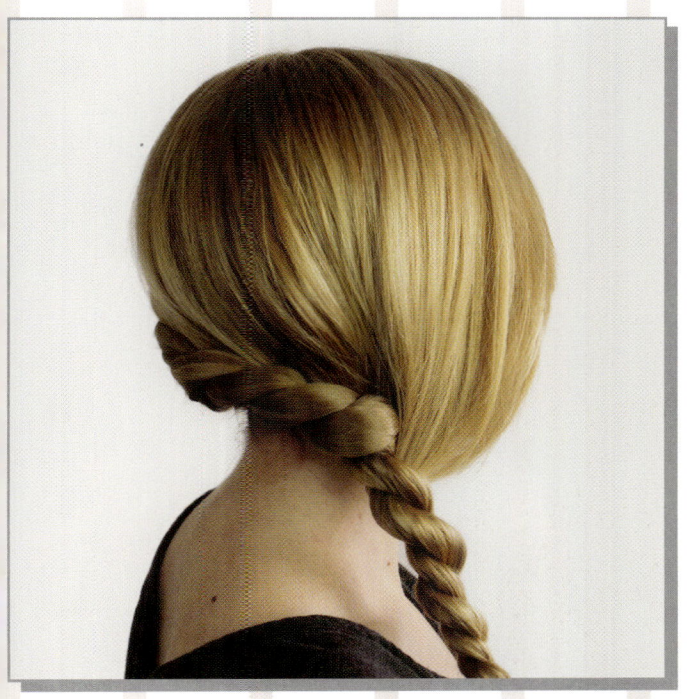

6

Binden Sie nun einen Haargummi um das Zopfende. Die eingedrehten Strähnen werden sich dabei etwas lockern, sollten sich aber nicht voneinander lösen.

Der Sissi-Zopf

Diese filigrane Frisur erzeugt durch ihre gerippte Struktur eine romantische Opulenz, die an den prachtvollen Zopf der Kaiserin Sissi erinnert. Solche Raffinesse verlangt natürlich etwas Übung und Geduld, aber der hinreißende Anblick ist schon einige Mühen wert! Anfangs kann es hilfreich sein, einen Spiegel zu verwenden, um die Rückseite im Blick zu behalten. Da es sich bei dieser Flechttechnik um eine Abwandlung des französischen Zopfes handelt, sollten Sie sich vorher unbedingt noch einmal die Anleitung zum eingeschlagenen französischen Zopf anschauen (siehe S. 57).

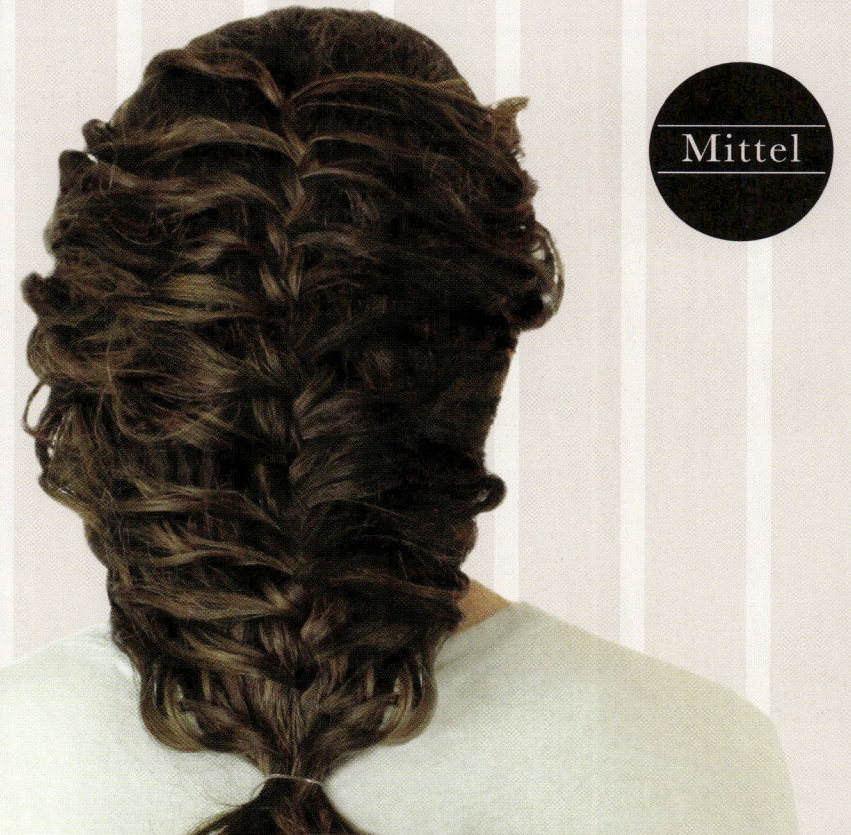

Mittel

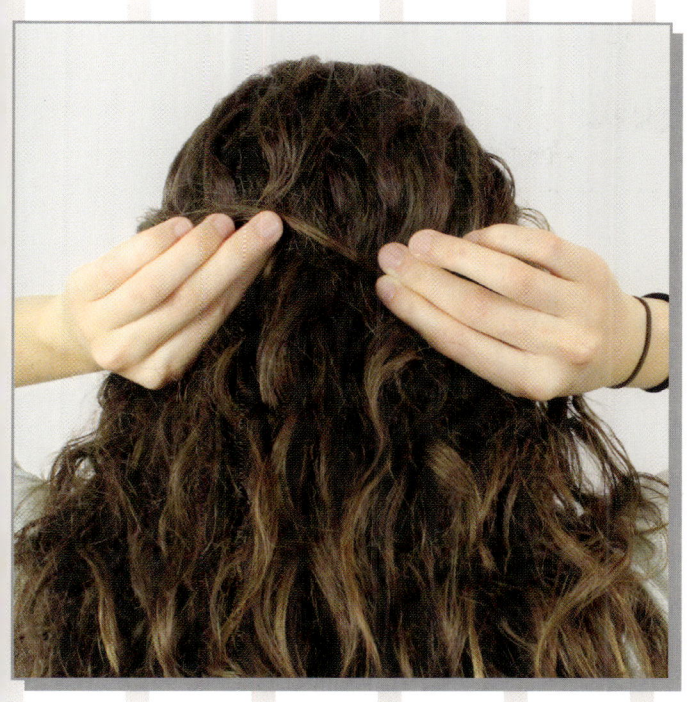

1 Nehmen Sie drei schmale Strähnen auf. Eine vorne links, eine vorne rechts und eine oben am Hinterkopf. Legen Sie die linke Strähne über die mittlere.

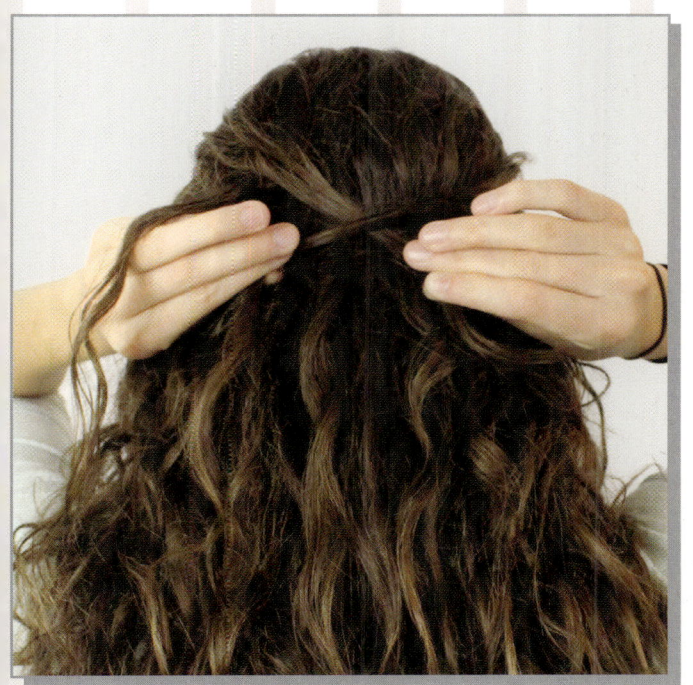

2 Legen Sie die rechte Strähne über die mittlere.

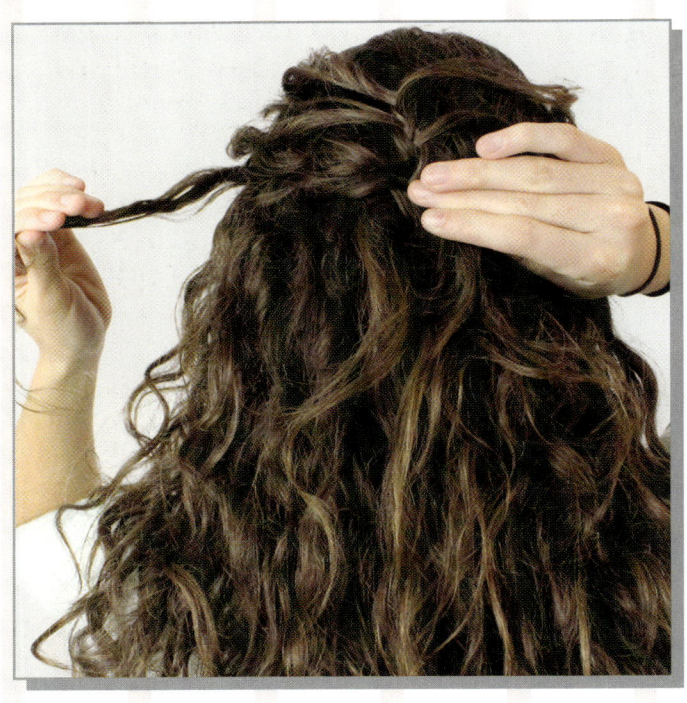

Nehmen Sie vorne links weitere Haare auf, und fügen Sie diese der linken Strähne hinzu. Legen Sie die gesamte Strähne über die mittlere.

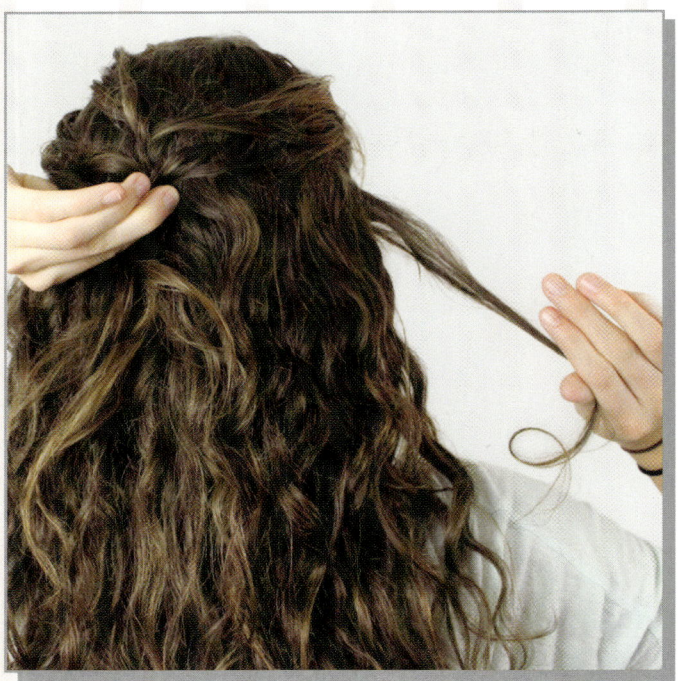

4 Nehmen Sie vorne rechts weitere Haare auf, und fügen Sie diese der rechten Strähne hinzu. Legen Sie die gesamte Strähne über die mittlere.

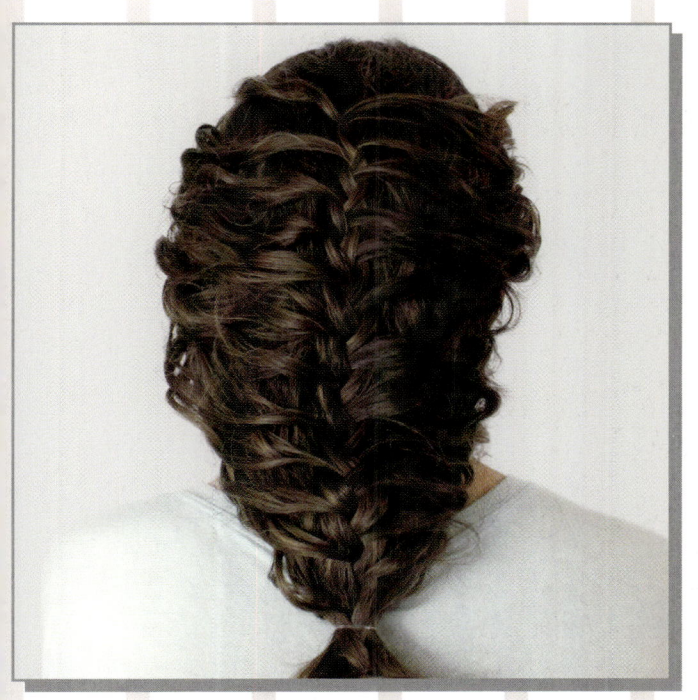

5

Wiederholen Sie die bisherigen Schritte so lange, bis Sie die gewünschte Zopflänge erreicht haben. Achten Sie beim Flechten darauf, nur bei jedem zweiten Flechtdurchgang neue Strähnen aufzunehmen. Binden Sie die Haare unten mit einem Haargummi zusammen.

Der Wasserfallzopf

Der Wasserfallzopf ist ebenfalls eine ganz besondere Flechtfrisur, mit der Sie stets Bewunderung ernten werden. Bei der fertigen Frisur fallen die Haare ganz zauberhaft wie in Kaskaden herab. Durch eine kleine Abwandlung des französischen Zopfes erzielen Sie dieses außergewöhnliche Ergebnis.

Schwer

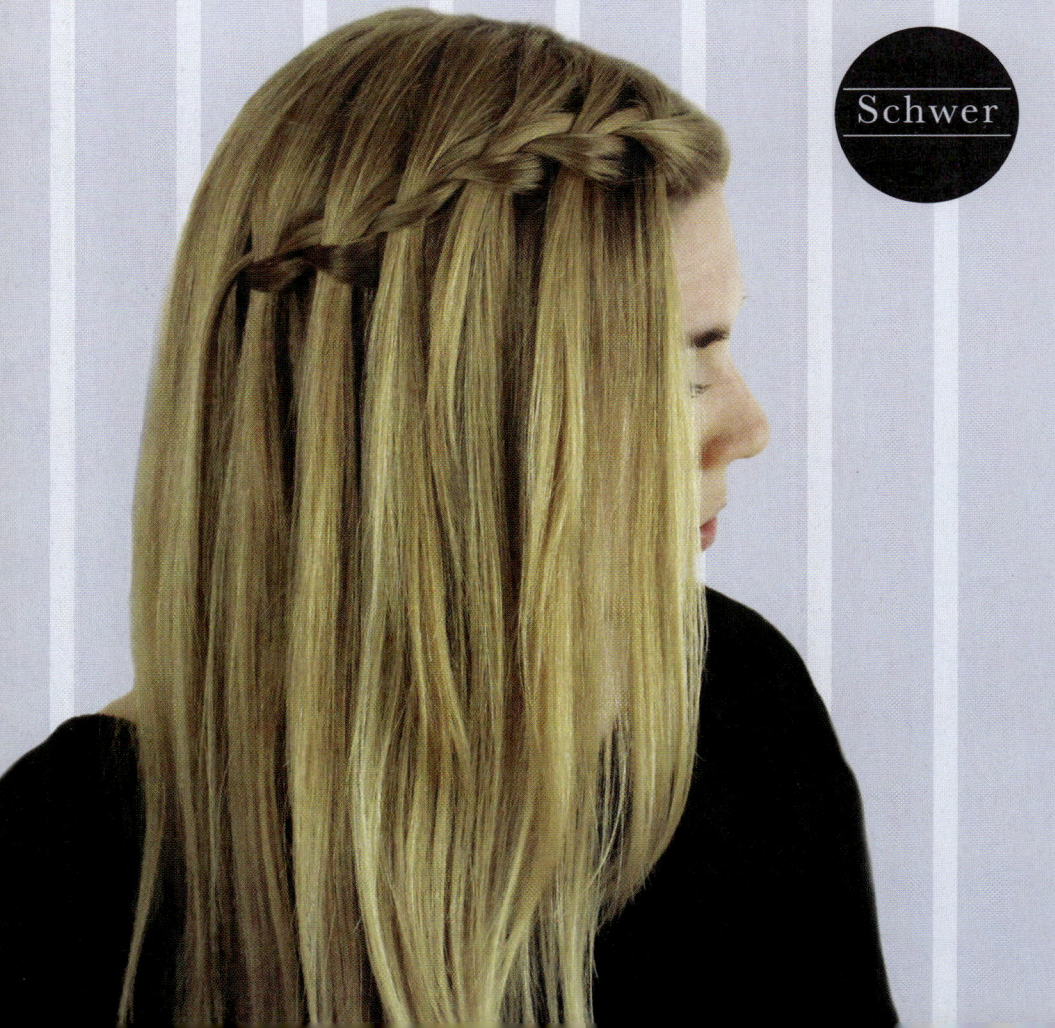

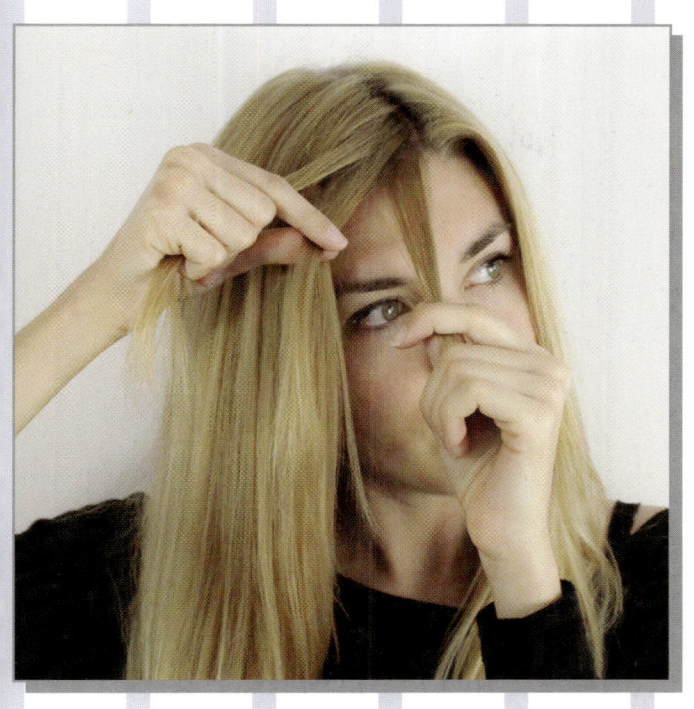

1 Nehmen Sie am Scheitel eine Partie Haare auf, und unterteilen Sie sie in drei dünnere Strähnen.

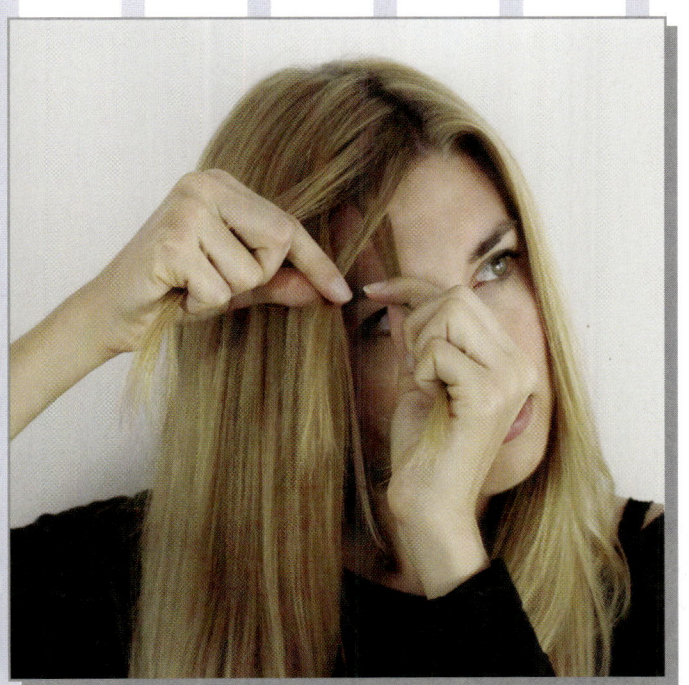

2 Legen Sie die rechte Strähne über die Strähne in der Mitte.

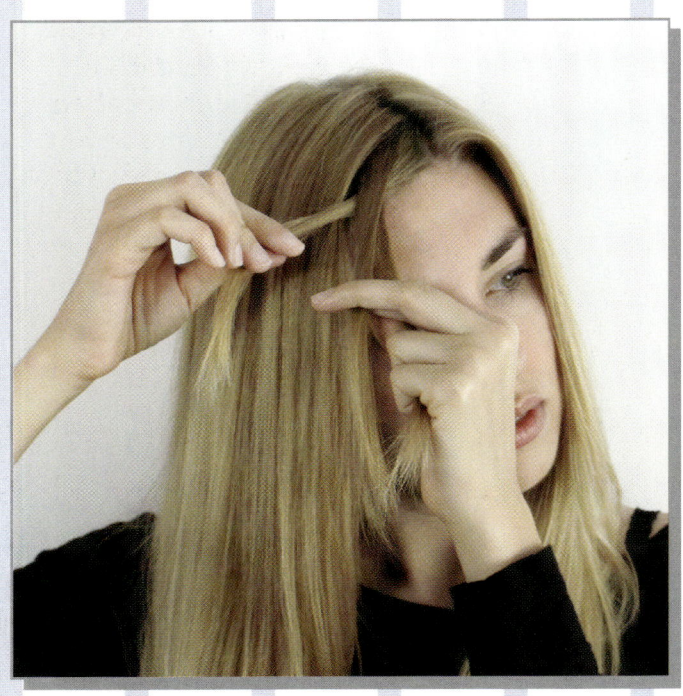

3 Legen Sie die linke Strähne über die Strähne in der Mitte.

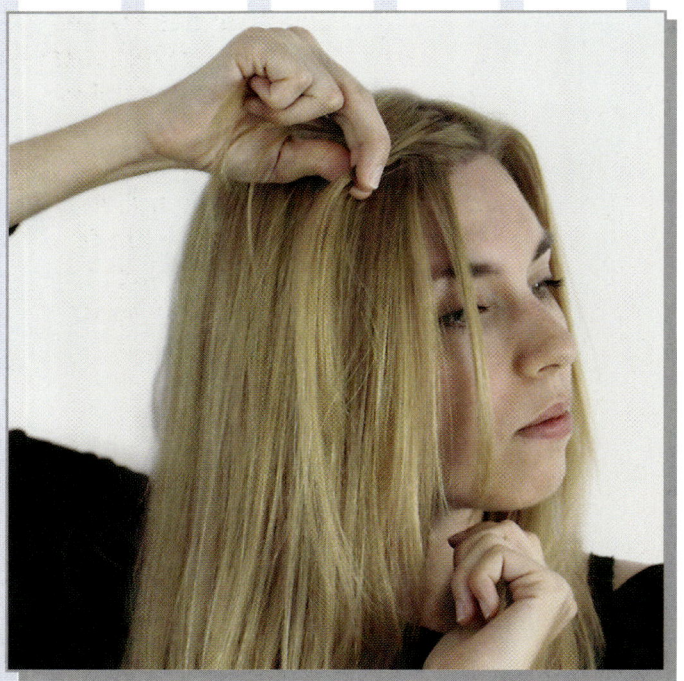

4 Lassen Sie die rechte Strähne los.

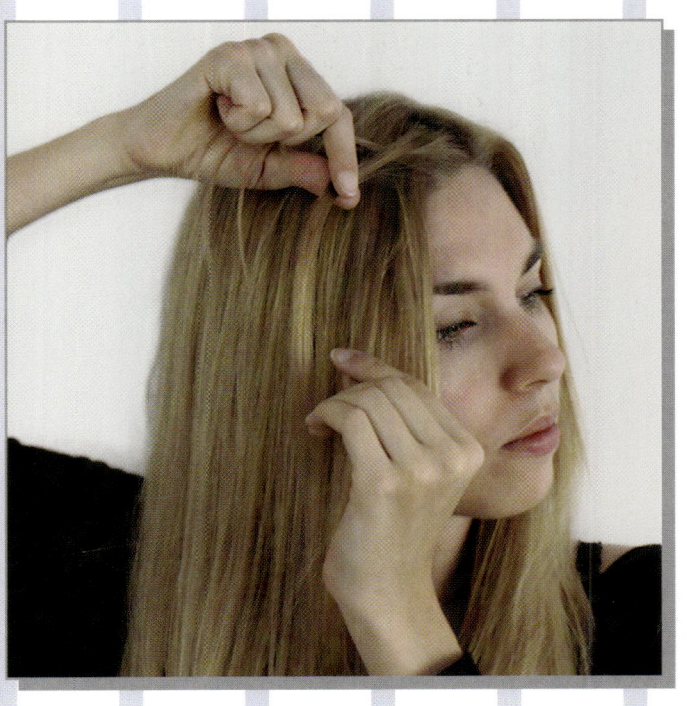

5 Greifen Sie sich hinter der Strähne, die Sie fallen gelassen haben, eine neue. Diese dient Ihnen als neue rechte Strähne, die Sie nun über die mittlere legen.

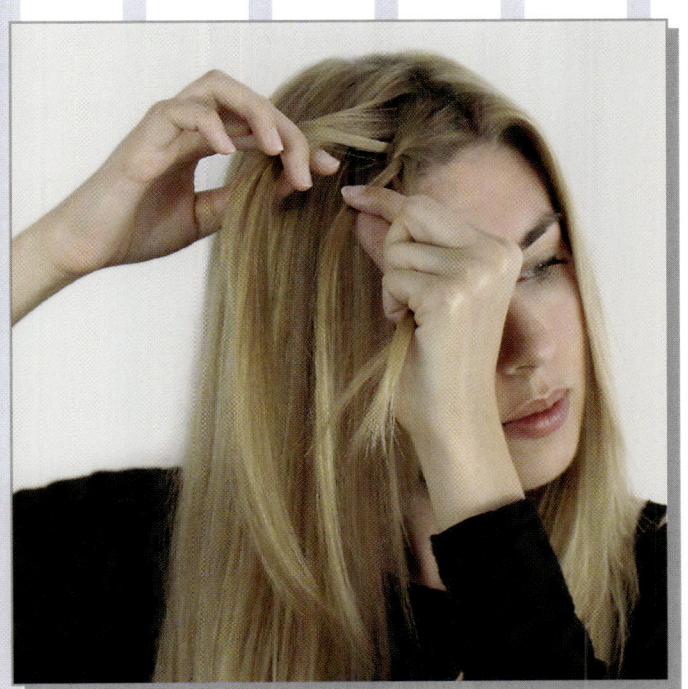

6 Fügen Sie der linken äußeren Strähne Haare hinzu, und legen Sie sie über die mittlere Strähne. Die linke Strähne behandeln Sie weiterhin so wie bei einem einfachen französischen Zopf.

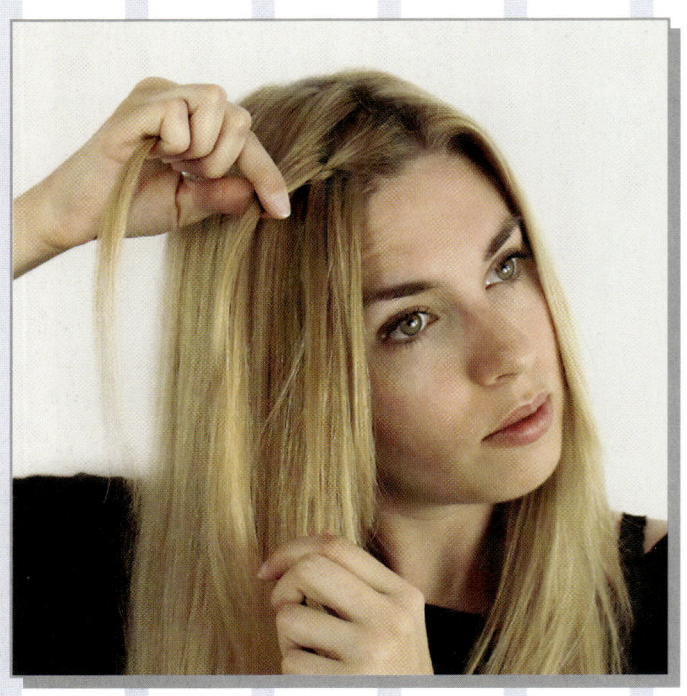

7 Lassen Sie die rechte Haarsträhne los. Nehmen Sie dahinter eine neue Strähne auf, und führen Sie diese neue Strähne über die mittlere Strähne.

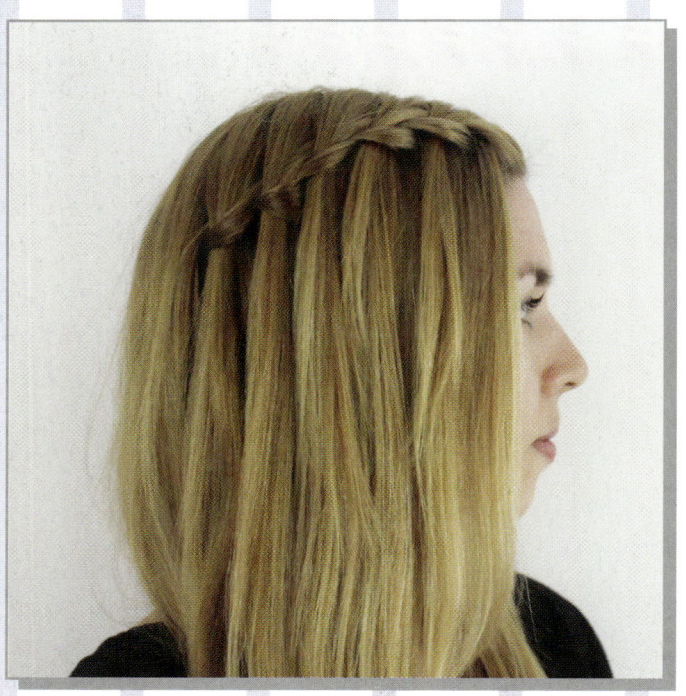

8 Wiederholen Sie die Schritte 6 und 7, bis Sie am Hinterkopf angelangt sind. Fixieren Sie den Zopf mit Haarklemmen.

Der dreifache Ährenzopf

Wie der Name schon sagt, besteht der dreifache Ährenzopf aus drei Ährenzöpfen, die zu einer Frisur verflochten werden. Für diesen Look braucht man zwar ein bisschen Geduld und Geschicklichkeit, aber das Resultat ist die Mühe wert. Denken Sie daran, dass der Ährenzopf am besten aussieht, wenn man dafür feine Strähnen verwendet. Da diese Frisur für Anfänger vielleicht ein bisschen schwierig ist, sollten Sie sich am besten erst einmal mit dem Ährenzopf weiter vorn im Buch befassen, ehe Sie sich an diesem etwas komplizierteren Zopf versuchen.

Schwer

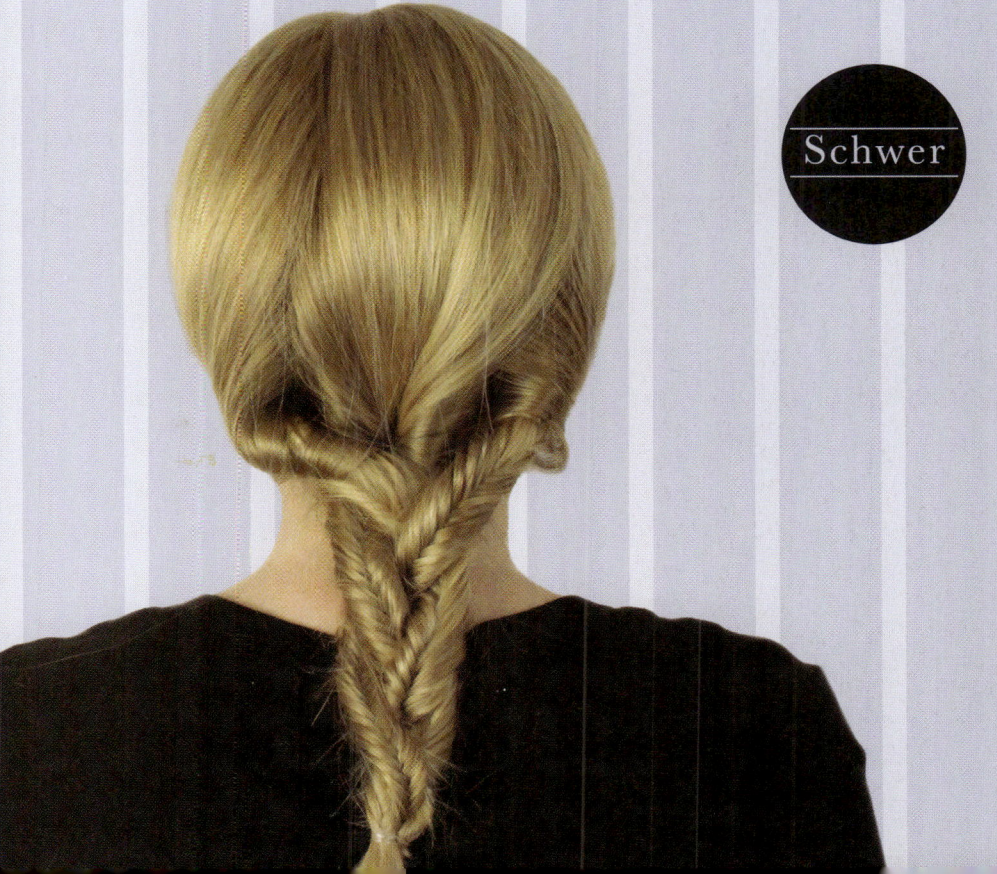

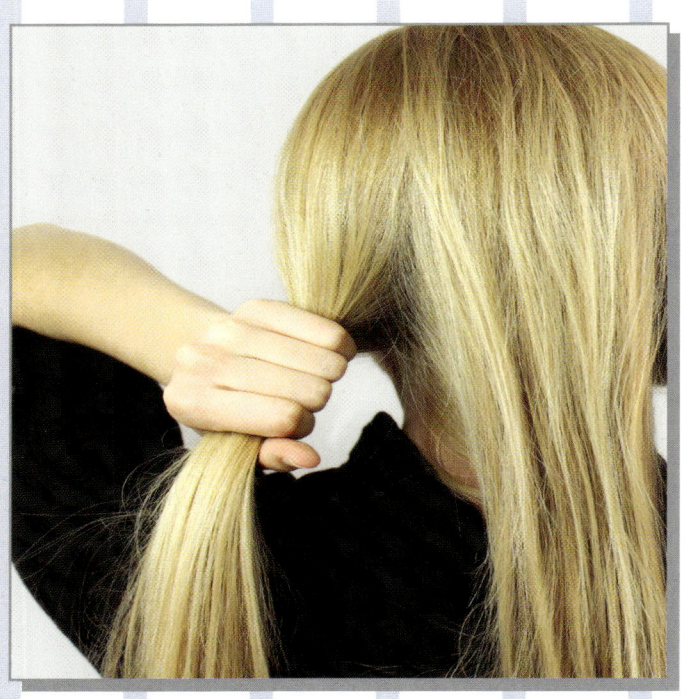

1 Teilen Sie das Haar in drei Partien.

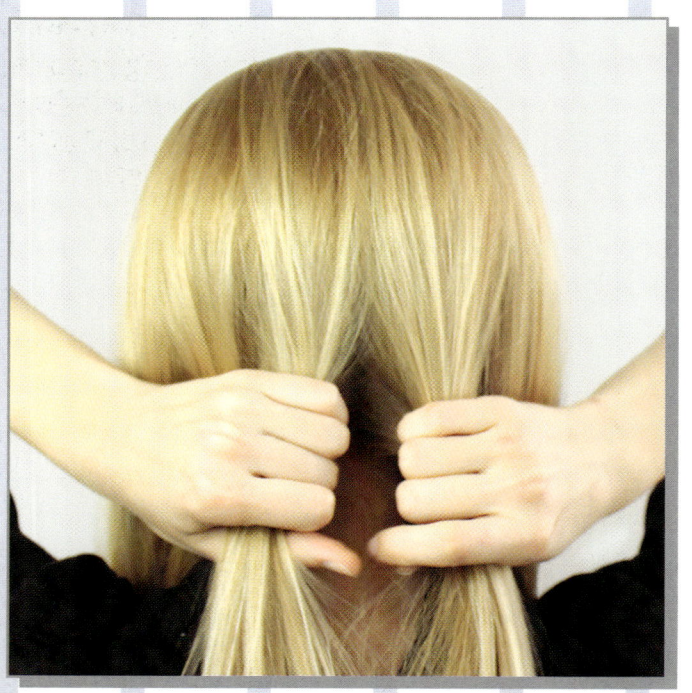

2 Legen Sie die äußeren Partien vor Ihre Schultern, damit Sie sich zunächst ganz auf das Flechten der mittleren Partie konzentrieren können. Unterteilen Sie diesen Strang in zwei Teile.

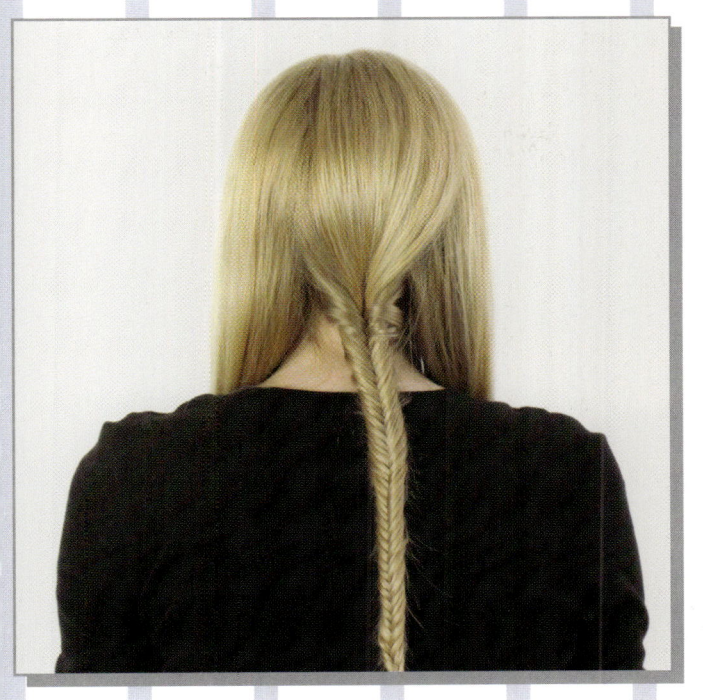

3 Nehmen Sie für den Ährenzopf nun auf der Außenseite des rechten Stranges eine feine Strähne auf, und legen Sie sie zur linken Seite. Dann nehmen Sie von ganz links eine feine Strähne und legen sie zur rechten Seite hinüber. Fahren Sie mit dem Ährenzopf bis zu den Haarspitzen fort, und binden Sie die Enden mit einem Haargummi zusammen.

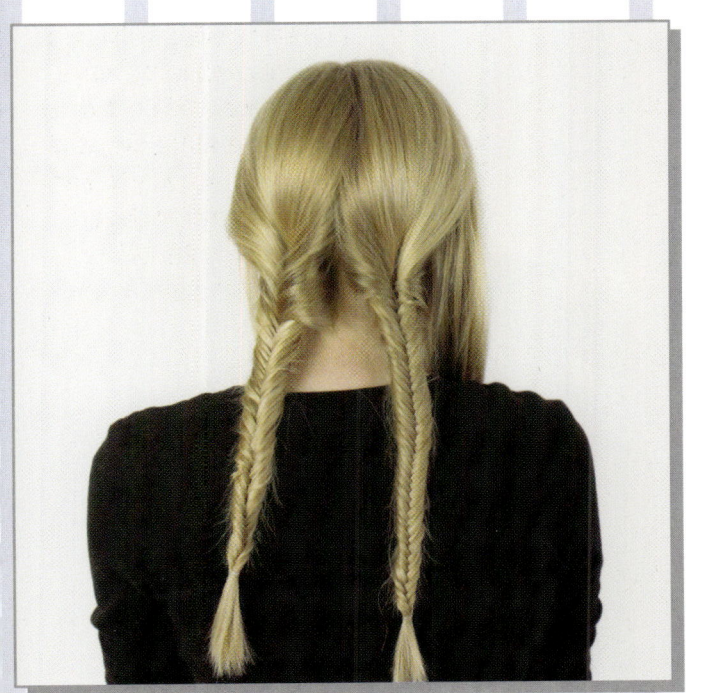

4 Wenn Sie den mittleren Ährenzopf fertig geflochten haben, wiederholen Sie das Vorangegangene mit der linken Haarpartie.

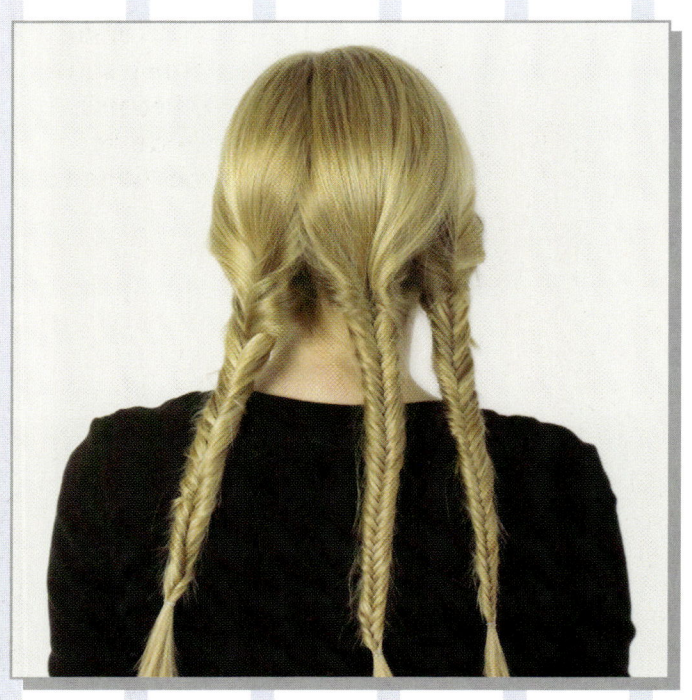

5 Sobald der zweite Ährenzopf fertig ist, wiederholen Sie den Vorgang auch mit der letzten Partie.

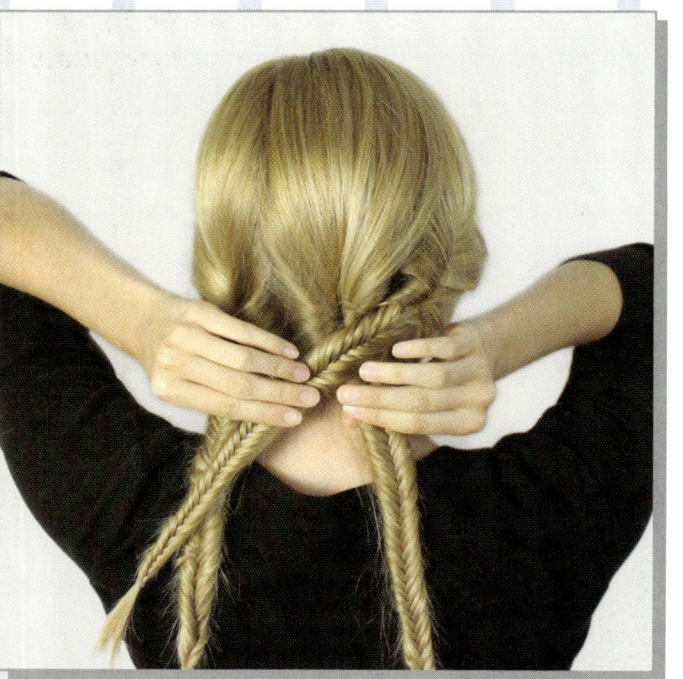

6 Nehmen Sie nun die Zöpfe, die Sie gerade geflochten haben, und behandeln Sie sie so, als seien es die Stränge für einen einfachen dreisträhnigen Zopf. Legen Sie zuerst den rechten, dann den linken Ährenzopf über den mittleren.

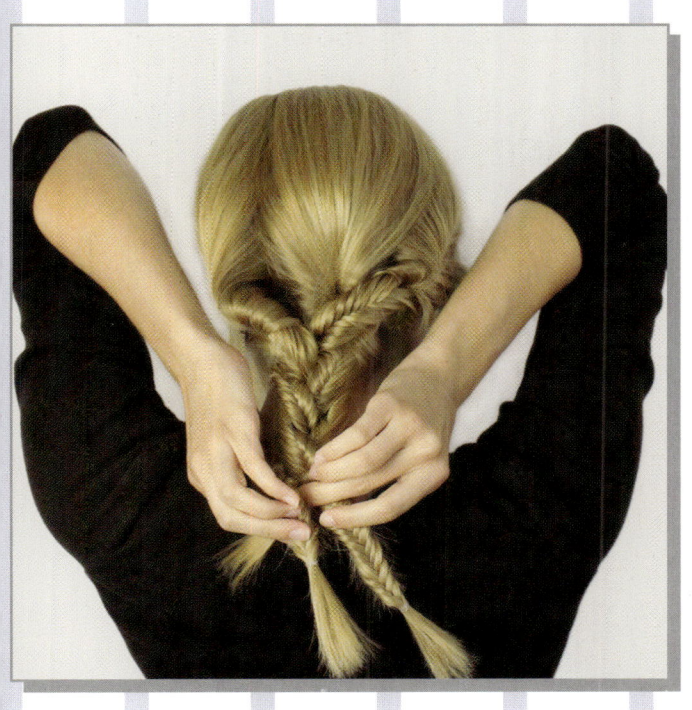

7 Fahren Sie fort, einen einfachen dreisträhnigen Zopf zu flechten, bis Sie das Ende der Zöpfe erreicht haben.

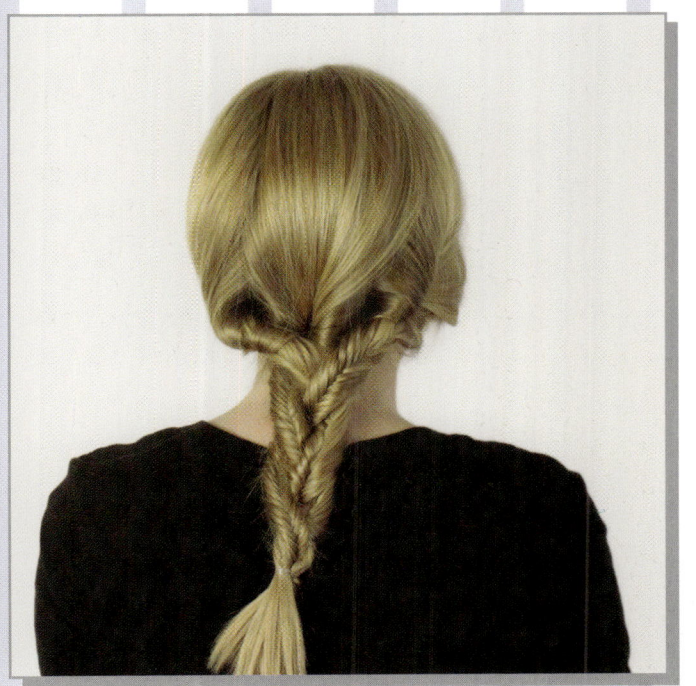

8 Binden Sie die Zöpfe mit einem Haargummi zusammen.

Die holländische Flechtspirale

Dies ist eine fortgeschrittene Version des holländisch geflochtenen Haarbandes. Es ist die Grundlage, um diese wunderschöne Spirale mit Rosenoptik am Hinterkopf zu zaubern. Aufgesteckt sieht dieser raffinierte Zopf einfach umwerfend aus und gibt Ihnen außerdem die Möglichkeit, für einen wirklich individuellen Look dekorative Haarnadeln und Haarteile hinzuzufügen.

Schwer

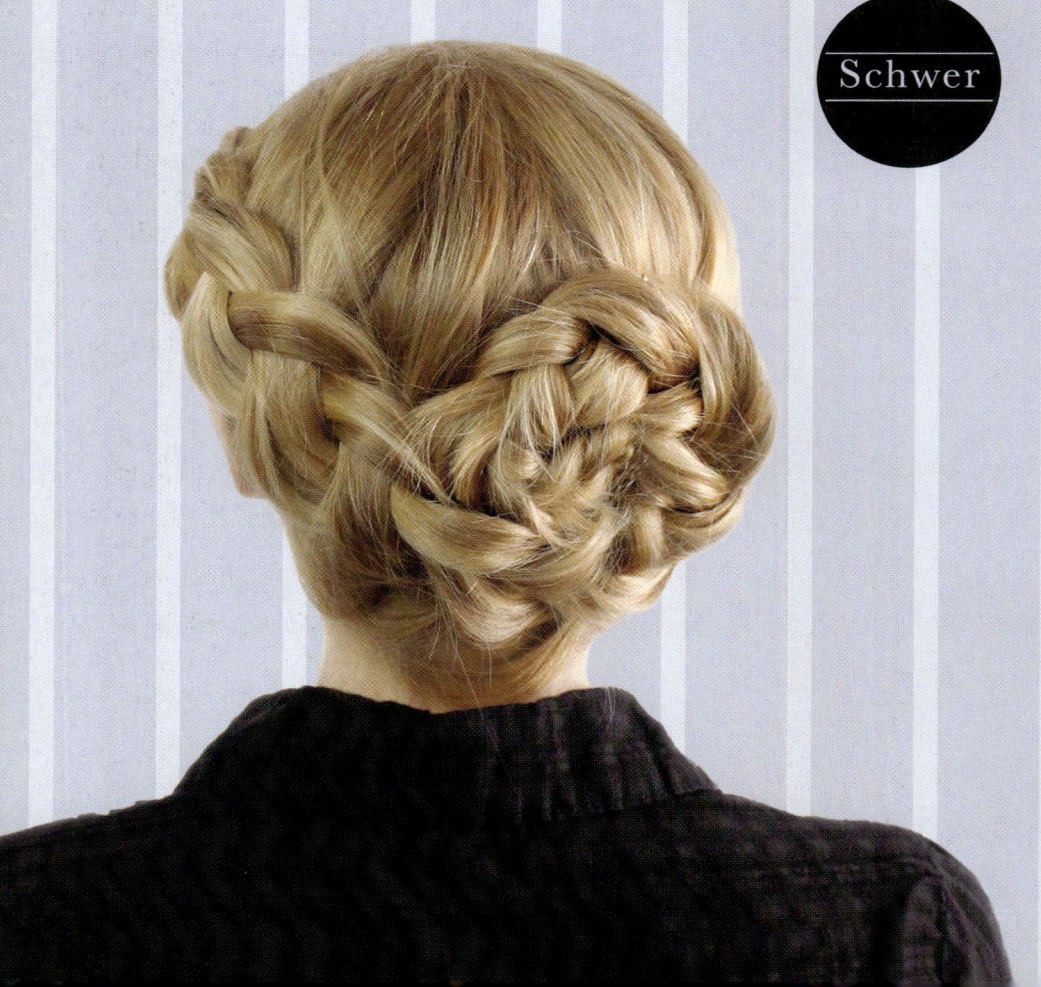

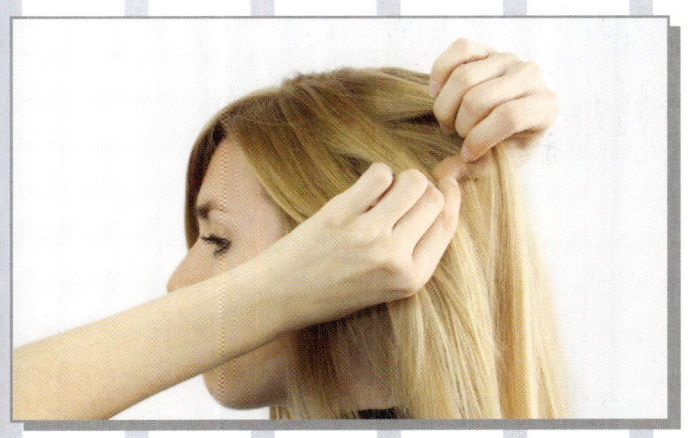

1 Teilen Sie Ihr Haar vorne am Kopf in drei Partien. Achten Sie darauf, mittelbreite Strähnen abzuteilen, denn diese Frisur sieht mit einem etwas üppigeren, breiteren Zopf am besten aus.

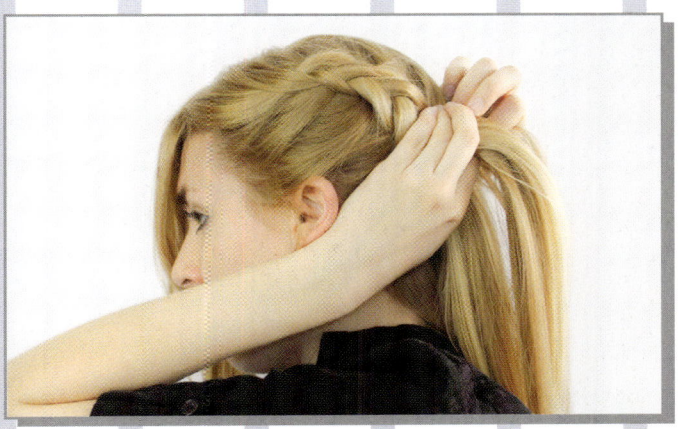

2 Beginnen Sie mit dem holländischen Zopf, indem Sie die rechte Haarsträhne unter die mittlere legen. Nehmen Sie dann die linke Strähne, und ziehen Sie sie unter der mittleren hindurch. Flechten Sie nun weiter zum Hinterkopf hin, und nehmen Sie dabei stets neue Strähnen zu den Haarsträngen links und rechts hinzu.

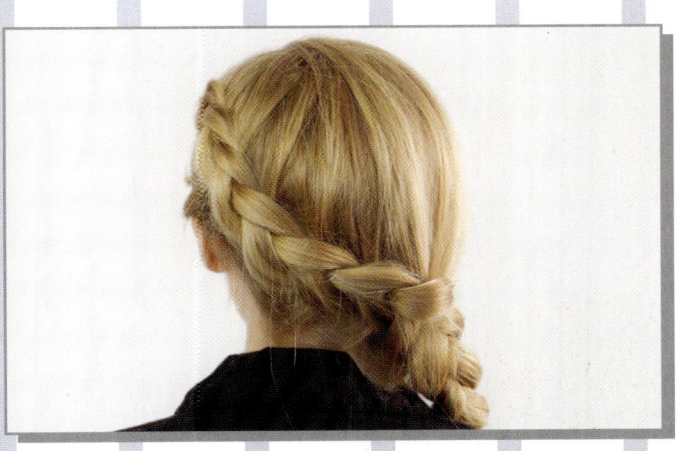

3 Sobald Sie das gesamte Haar in den holländischen Zopf eingearbeitet haben und mit dem Flechten an die Haarspitzen gelangt sind, binden Sie den Zopf mit einem Haargummi zusammen.

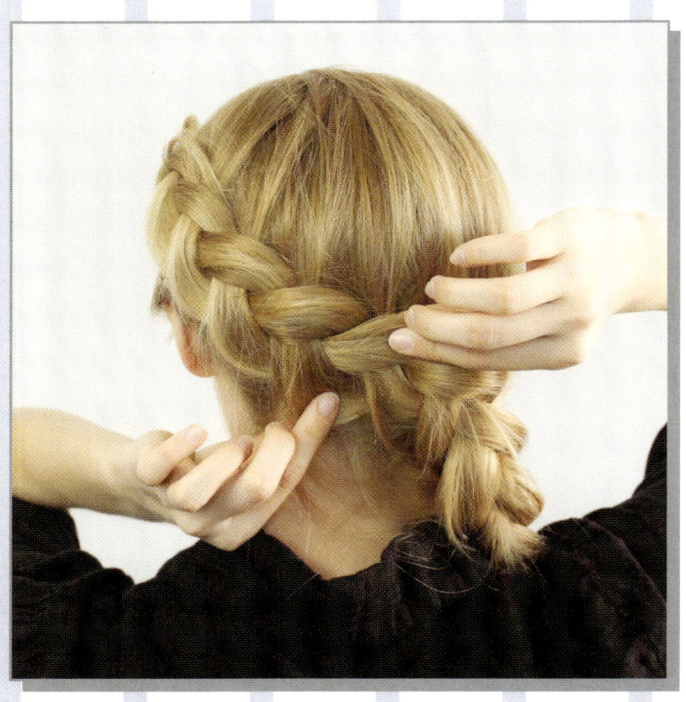

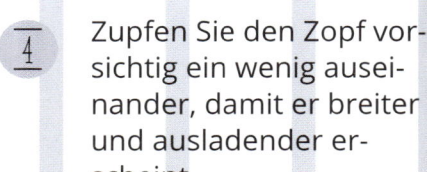

4 Zupfen Sie den Zopf vorsichtig ein wenig auseinander, damit er breiter und ausladender erscheint.

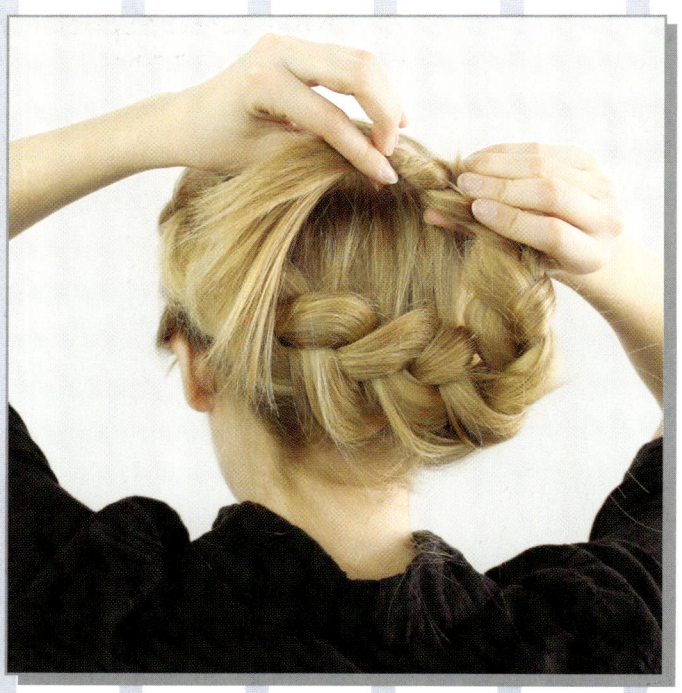

5 Wickeln Sie den Zopf nun am Hinterkopf zu einer Spirale auf.

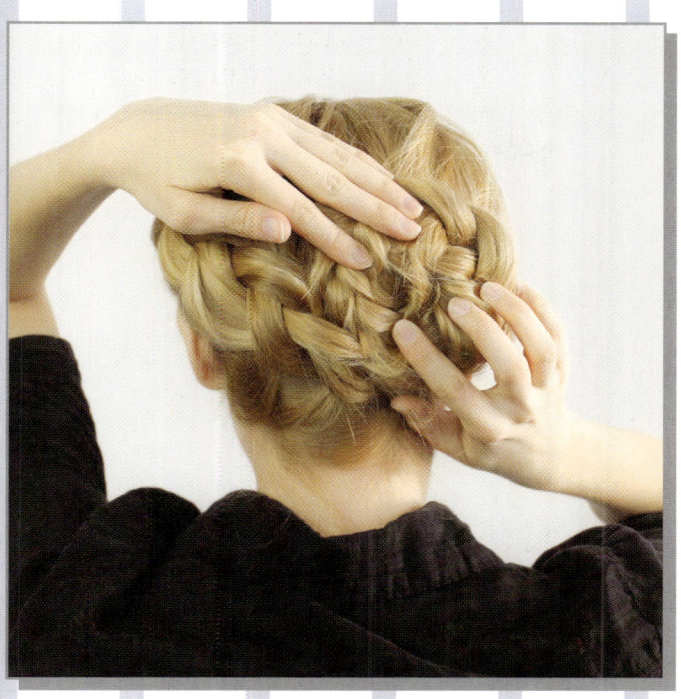

 Stecken Sie die losen Enden des Zopfes in die Spirale hinein.

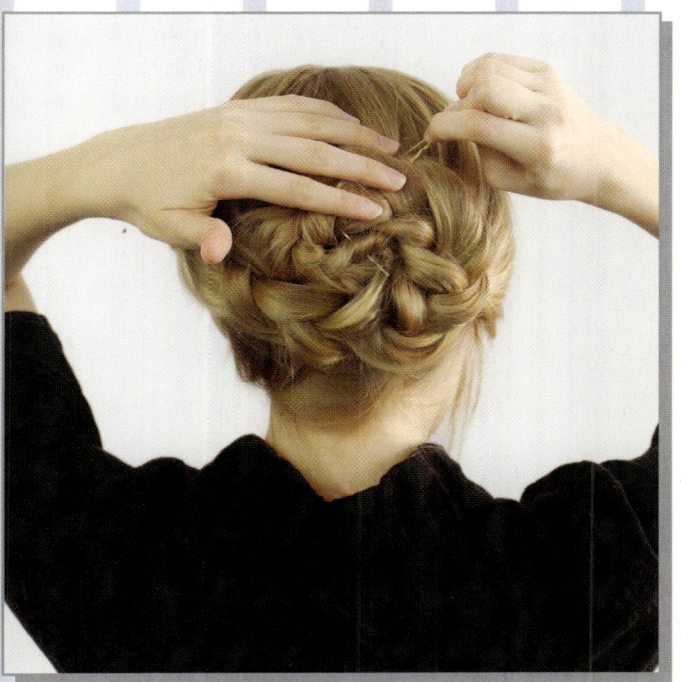

7 Fixieren Sie die Spirale mit Haarklemmen.

Die geflochtene Krone

Die geflochtene Krone verleiht Ihnen vornehme Schönheit. Sie werden sich vielleicht sogar wie eine Königin fühlen. Die noble Note verdankt diese Frisur zwei dezent zusammengefügten Zopfbändern und macht sie ideal für Ihren Auftritt bei besonderen Anlässen wie Hochzeiten oder Partys. Sie gibt Ihnen selbst dann das Gefühl, etwas Besonderes zu sein, wenn Sie kein ausgefallenes Outfit dazu tragen. Wenn Sie noch nicht wissen, wie man ein Zopfband flicht, wird Ihnen die Anleitung für den Haubenzopf (siehe S. 69) sicher weiterhelfen.

Schwer

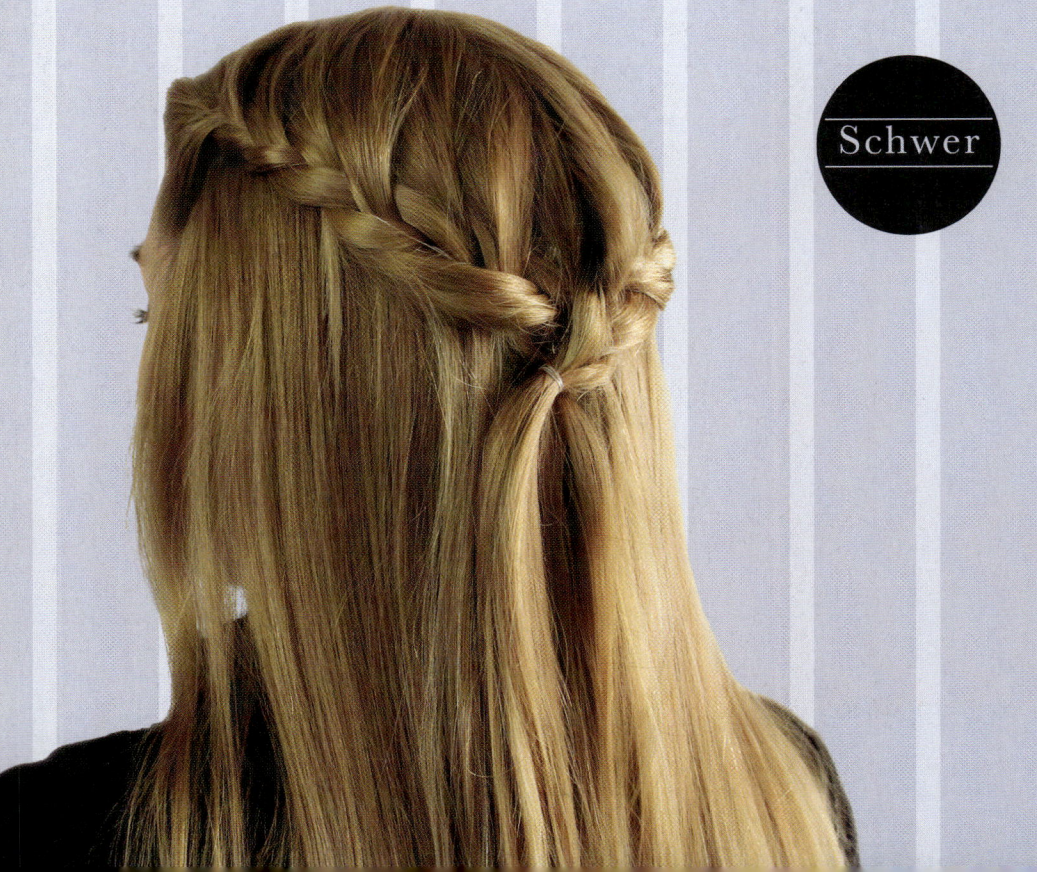

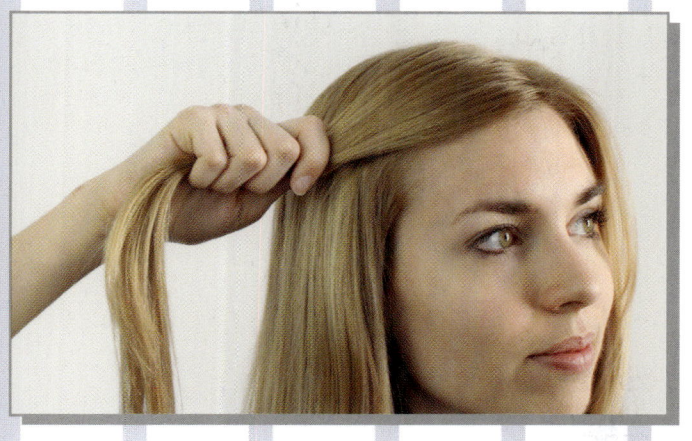

1 Nehmen Sie im Bereich der Stirn eine mittlere Partie Haare auf.

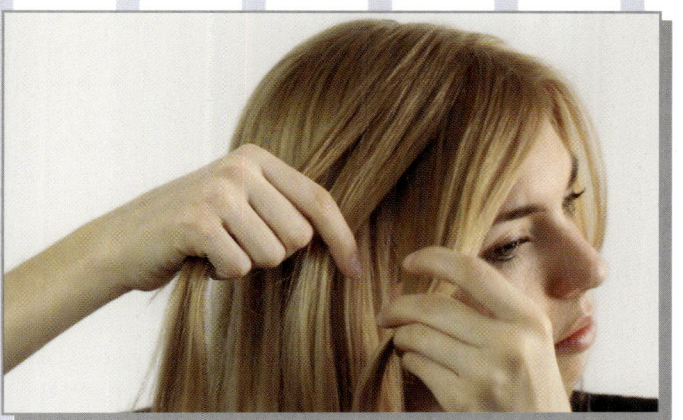

2 Unterteilen Sie diese Partie in drei Strähnen.

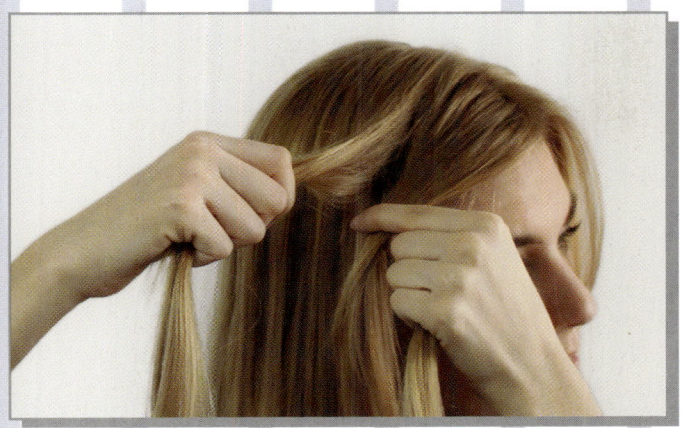

3 Flechten Sie zunächst einen einfachen dreisträhnigen Zopf, indem Sie zuerst die rechte Strähne über die mittlere legen.

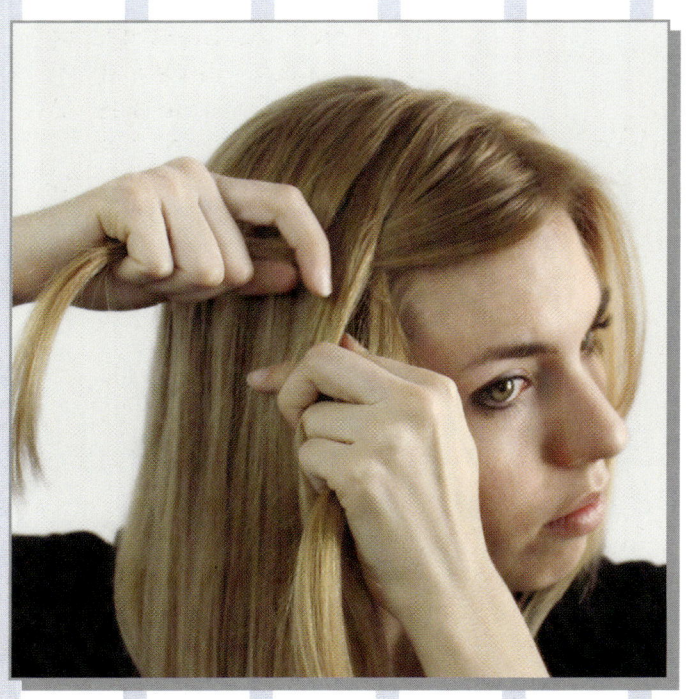

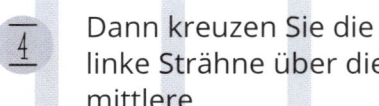 **4** Dann kreuzen Sie die linke Strähne über die mittlere.

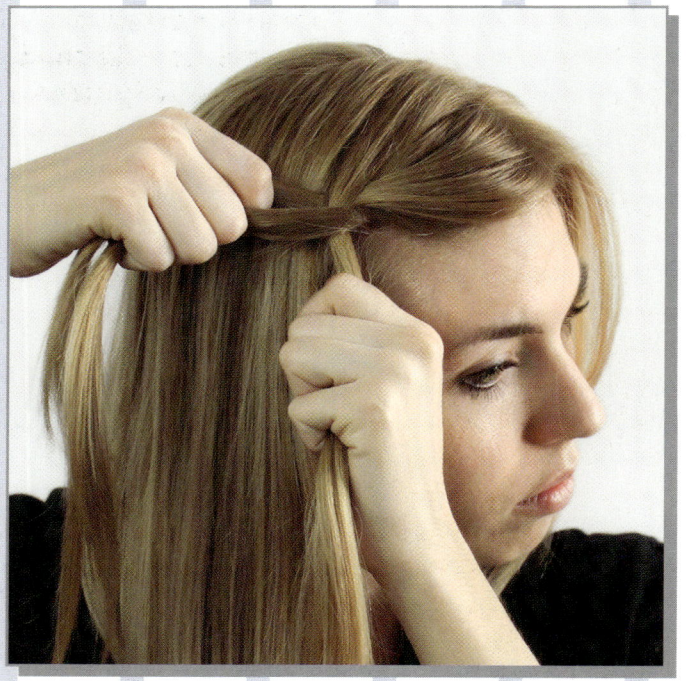

5 Legen Sie nun die rechte Strähne über die mittlere, und zwar ohne zusätzlich Haare aufzunehmen.

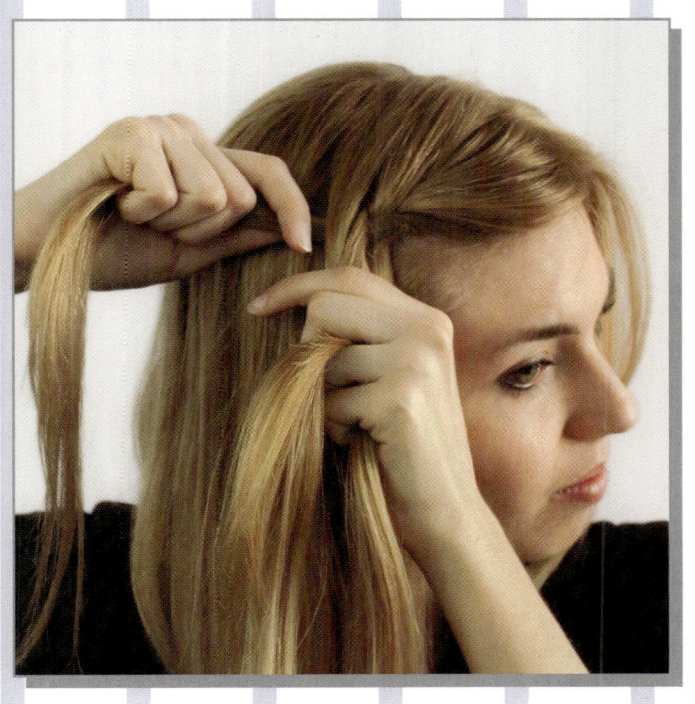

6 Nehmen Sie ganz links weitere Haare auf, und fügen Sie diese der linken Strähne hinzu. Legen Sie diese erweiterte Strähne über die mittlere.

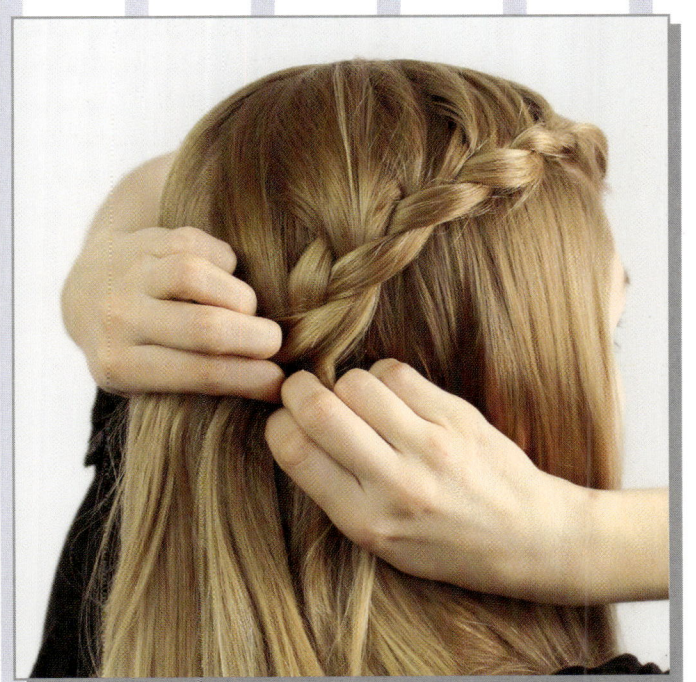

7 Fahren Sie mit dem geflochtenen Haarband fort, bis Sie am Hinterkopf ankommen.

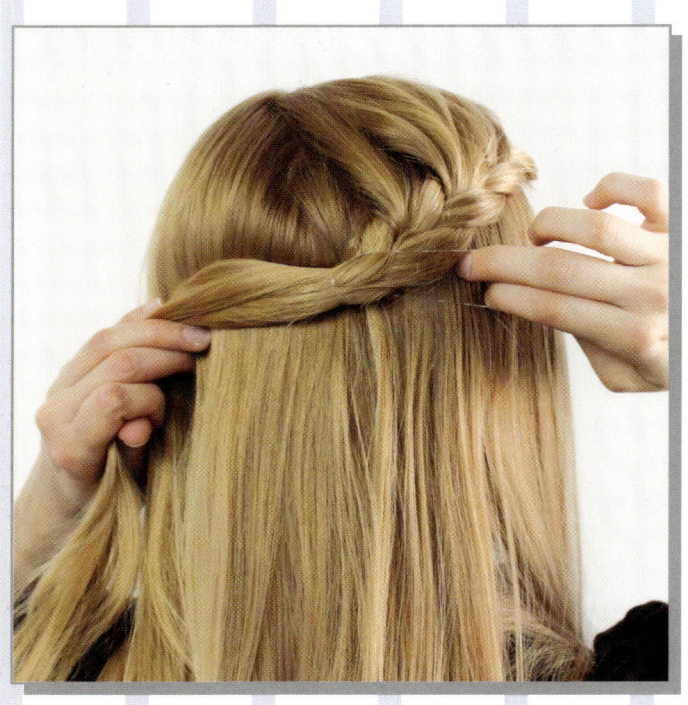

 Binden Sie den Zopf mit einem Haargummi zusammen.

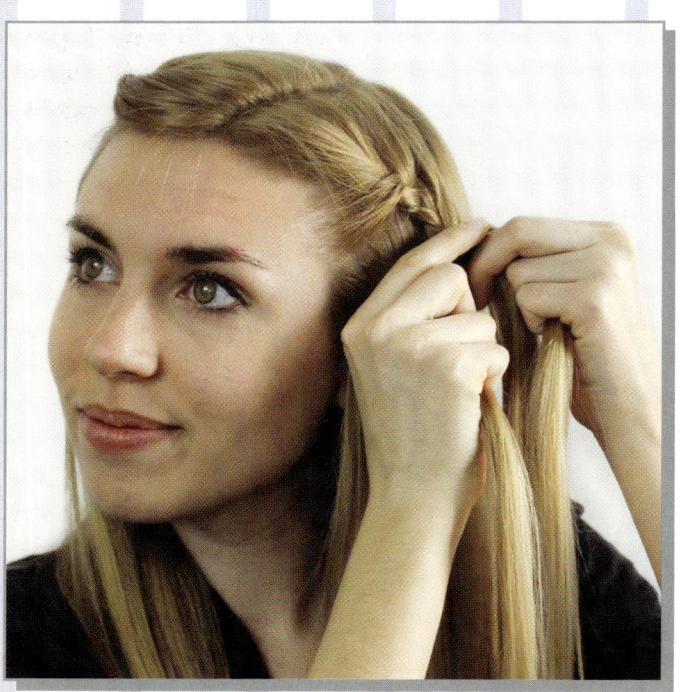

9 Wiederholen Sie die Schritte 1 bis 7 auf der anderen Seite.

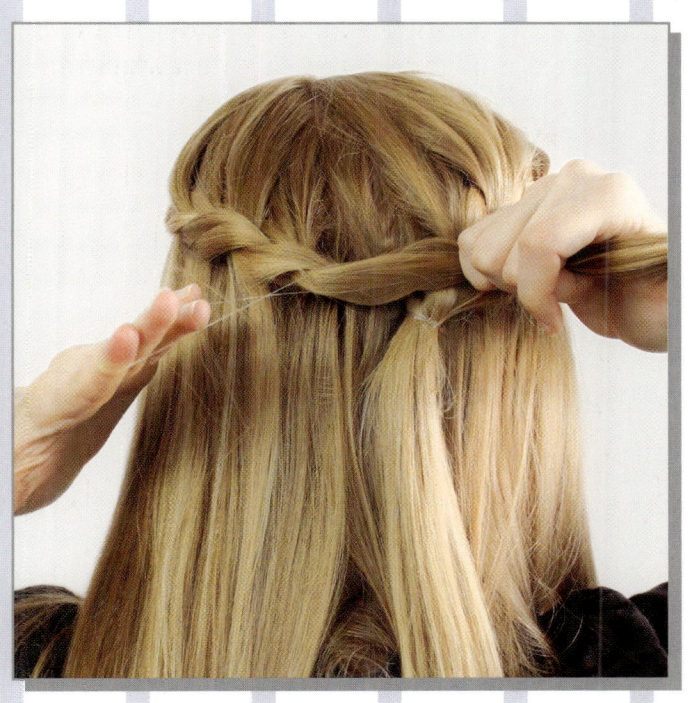

10 Fixieren Sie auch diesen Zopf mit einem Haargummi.

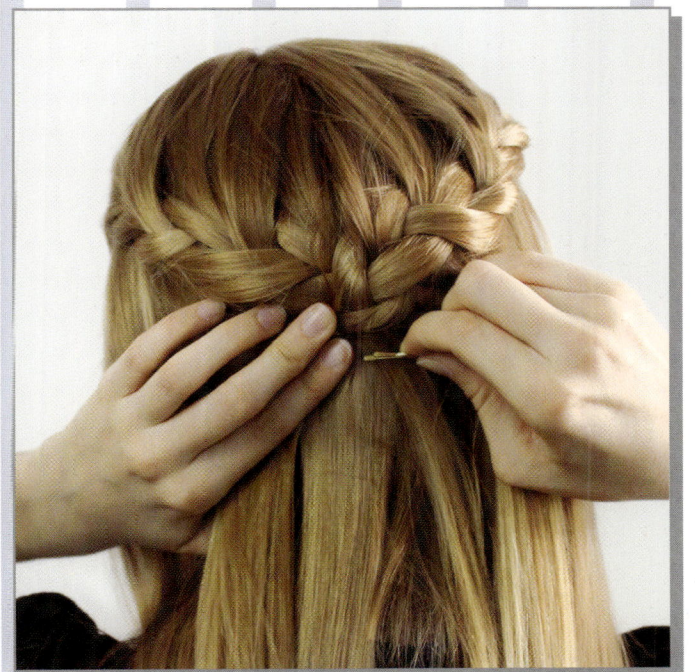

11 Platzieren Sie die Zöpfe so am Hinterkopf, dass sich deren Enden berühren. Fixieren Sie sie mit einer Haarklemme.

Parallele Zopfbänder

Diese Frisur eignet sich für alle Haartypen und peppt eine einfache halbe Hochsteckfrisur mit parallel herabfallenden Zopfbändern auf. Da diese Zöpfe so dicht beieinanderliegen, sehen sie fast wie ein zusammenhängender Zopf aus, was dieser Frisur einen noch größeren optischen Reiz verleiht. Wenn diese Flechttechnik noch neu für Sie ist, finden Sie in der Anleitung zum Haubenzopf nützliche Tipps (siehe S. 69).

Schwer

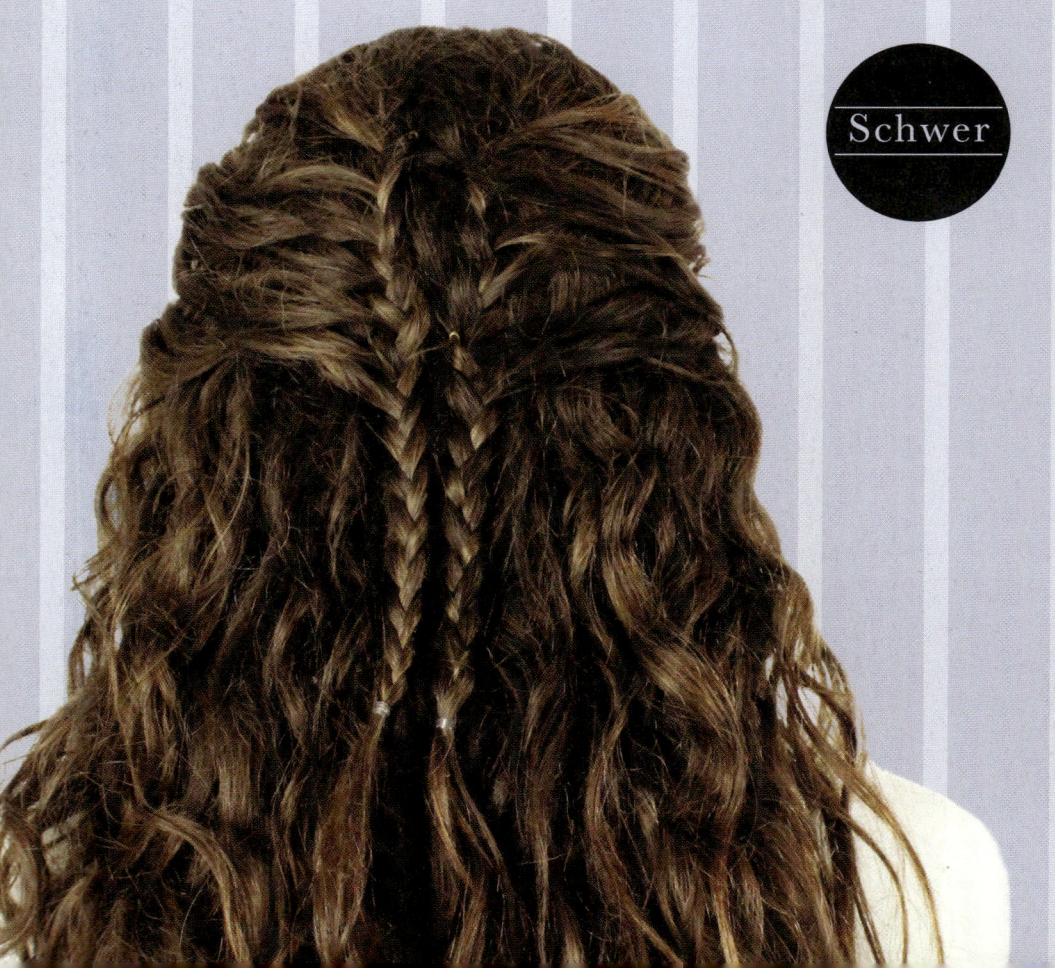

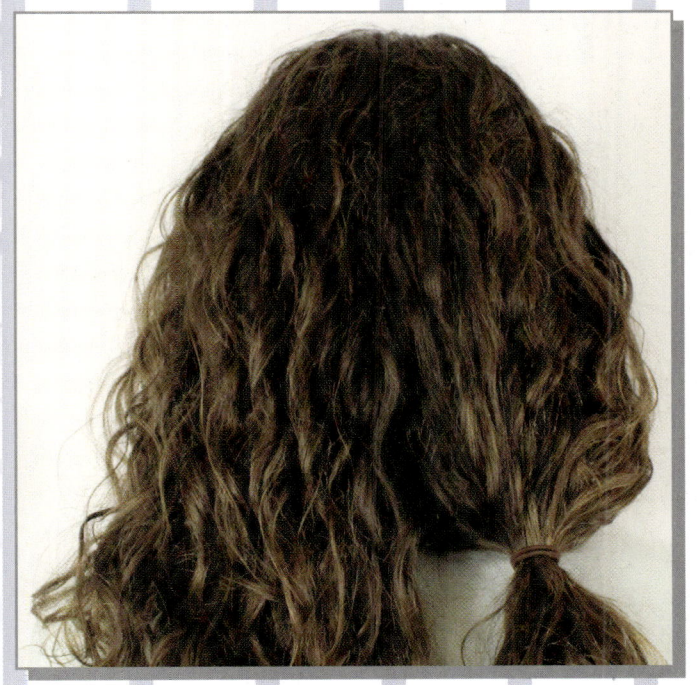

1 Scheiteln Sie Ihr Haar in der Mitte des Hinterkopfes, und teilen Sie zwei Partien ab. Binden Sie die rechte Partie mit einem Haargummi zusammen.

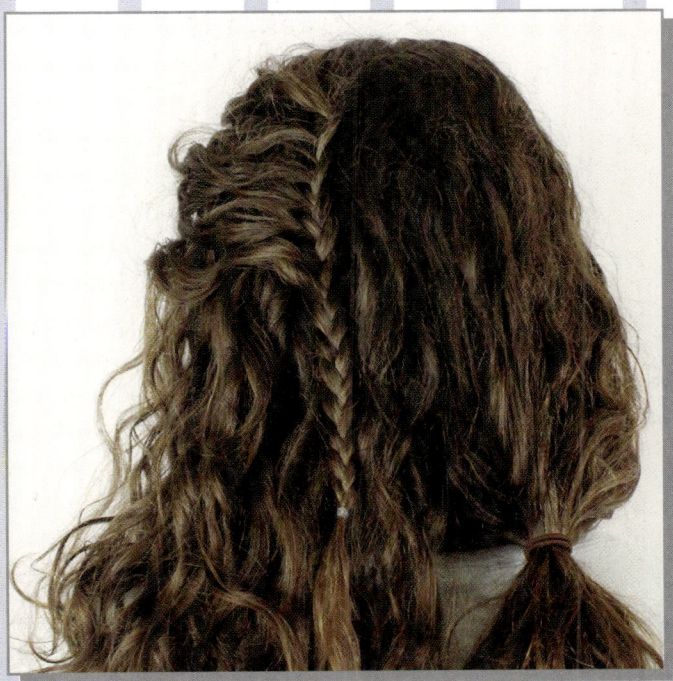

2 Beginnen Sie nun mit einem senkrecht geführten geflochtenen Haarband. Teilen Sie dafür in der offenen linken Haarpartie drei Strähnen ab, und flechten Sie so nah am Scheitel wie möglich einen halben französischen Zopf (auch Lace Braid genannt), für den Sie zunächst die rechte, dann die linke Strähne über die mittlere legen. Während Sie damit fortfahren, nehmen Sie von außen immer etwas Haar zur linken Strähne hinzu, bevor Sie sie über die mittlere Strähne legen, zur rechten jedoch nicht. Sobald Sie auf Höhe der Ohren angelangt sind, flechten Sie den Zopf als einfachen dreisträhnigen Zopf weiter. Dazu legen Sie im Wechsel erst die rechte, dann die linke Strähne über die mittlere, bis Sie die Haarspitzen erreicht haben. Binden Sie den fertigen Zopf mit einem Haargummi zusammen.

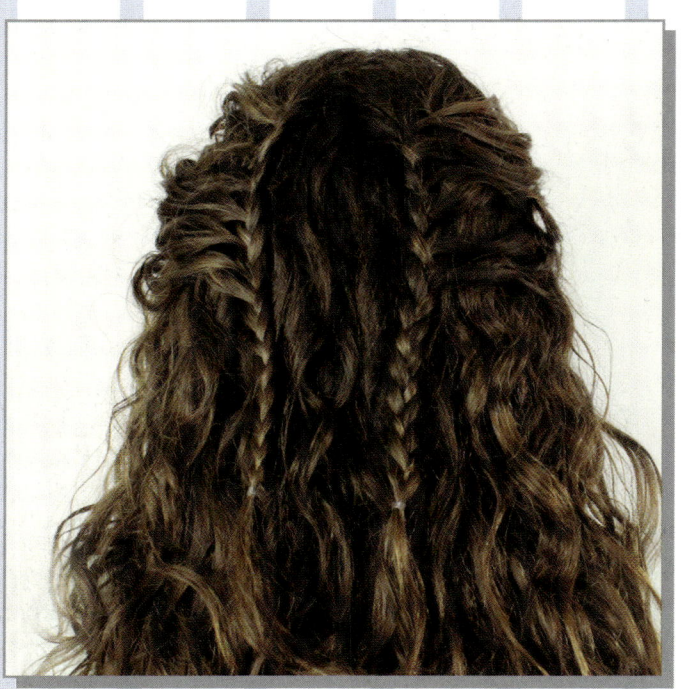

3

Öffnen Sie das Haar auf der rechten Seite, und wiederholen Sie Schritt 2. Für den halben französischen Zopf nehmen Sie auf dieser Seite das Haar von rechts außen auf statt von links außen. Ziehen Sie die beiden geflochtenen Zöpfe möglichst eng zusammen, und fixieren Sie sie mit Haarklemmen.

Der holländisch geflochtene Dutt

Der holländische Dutt ist zwar schwer zu flechten, erfreut sich aber bei vielen Frauen großer Beliebtheit. Da diese Frisur von unten nach oben zum Scheitel hin geflochten wird, ist sie für Anfänger vielleicht etwas zu schwierig. Mit ein bisschen Übung haben Sie den Dreh jedoch bestimmt bald raus und können sich damit stolz auf jeder Party präsentieren. Eine detaillierte Anleitung finden Sie beim holländisch geflochtenen Haarband (siehe S. 74).

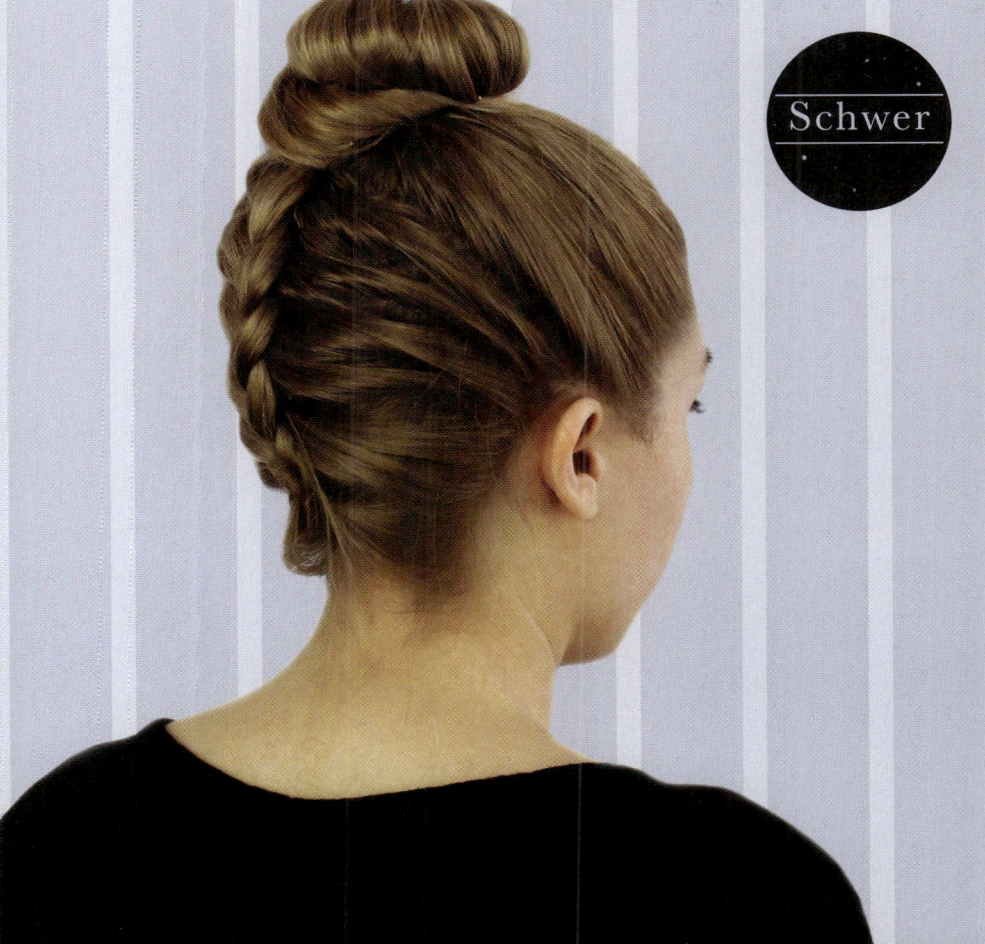

Schwer

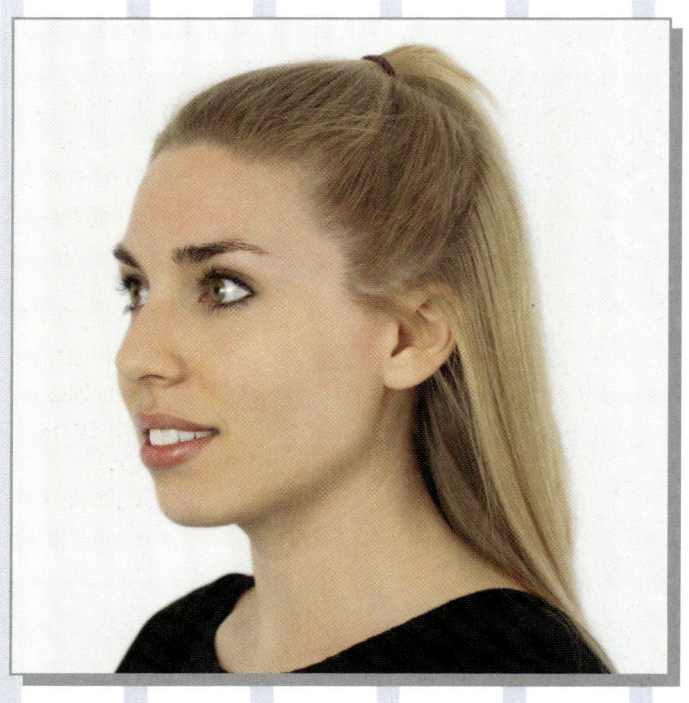

1

Fassen Sie die obere Hälfte Ihrer Haare am Oberkopf zu einem Pferdeschwanz zusammen.

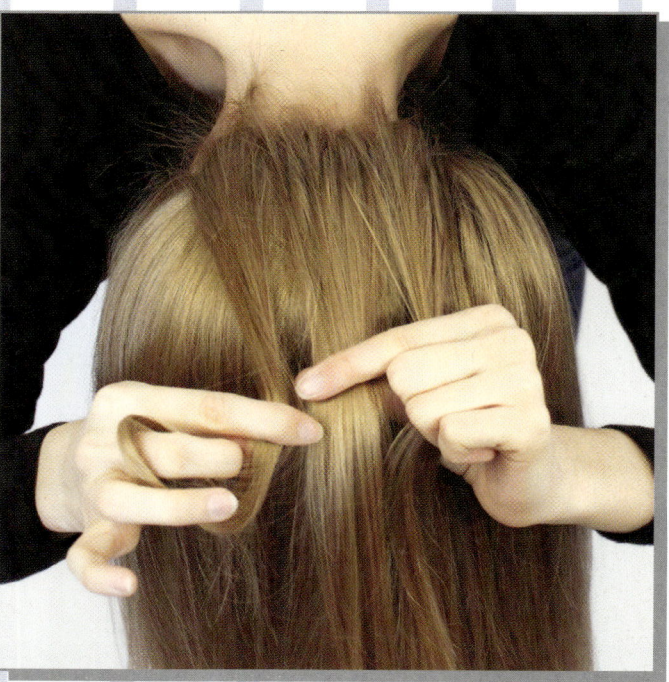

2

Lassen Sie den Kopf nach unten hängen, und nehmen Sie unten im Nacken eine kleine Partie Haare auf. Unterteilen Sie diese Partie in drei kleinere Strähnen.

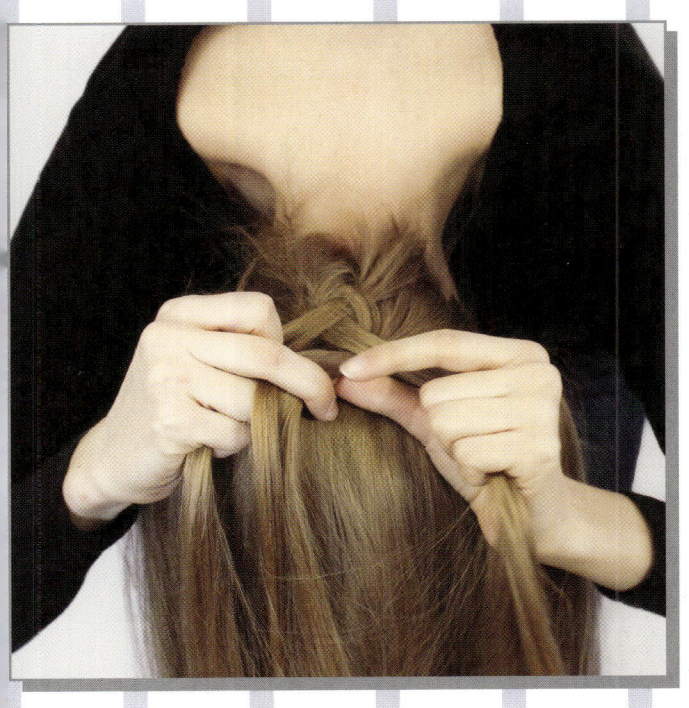

3 Beginnen Sie damit, einen holländischen Zopf zu flechten, indem Sie die Strähne auf der rechten Seite unter die mittlere Strähne legen. Dann nehmen Sie die Strähne auf der linken Seite und ziehen sie unter der mittleren Strähne hindurch. Nehmen Sie während des Flechtens von rechts und links ständig neue Strähnen hinzu.

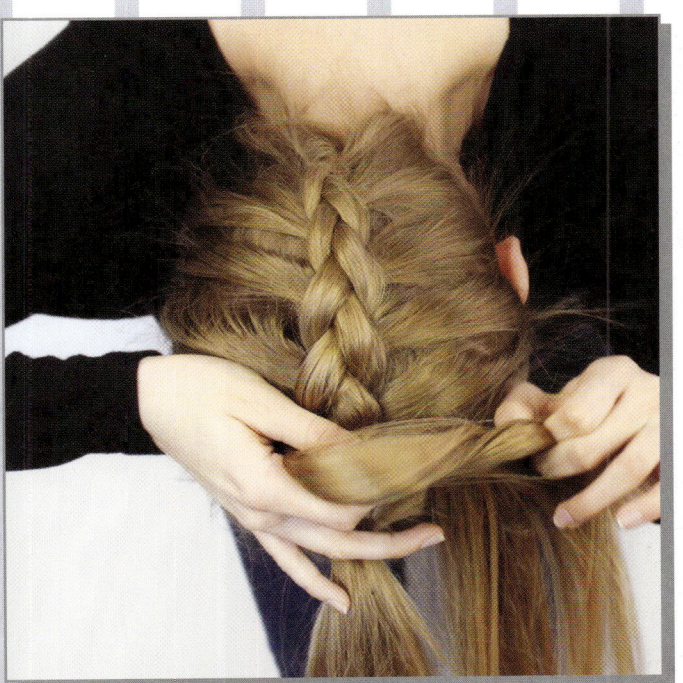

4 Sind alle losen Haare in den Zopf eingearbeitet, binden Sie den Zopf mit einem Haargummi zusammen.

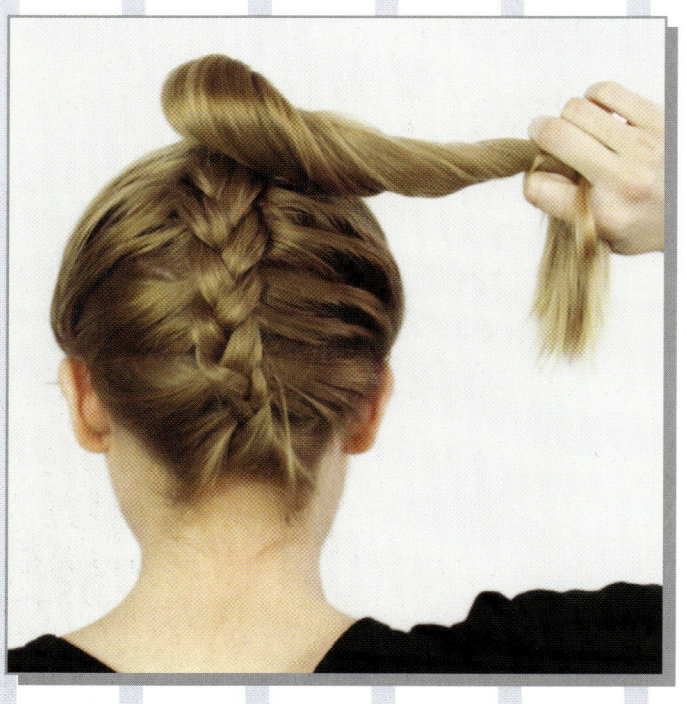

5

Halten Sie den Kopf wieder aufrecht, und entfernen Sie den Haargummi aus der oberen Partie der Haare. Bringen Sie diese und den Zopf zusammen. Damit sollten Ihre Haare nun einen Pferdeschwanz bilden.

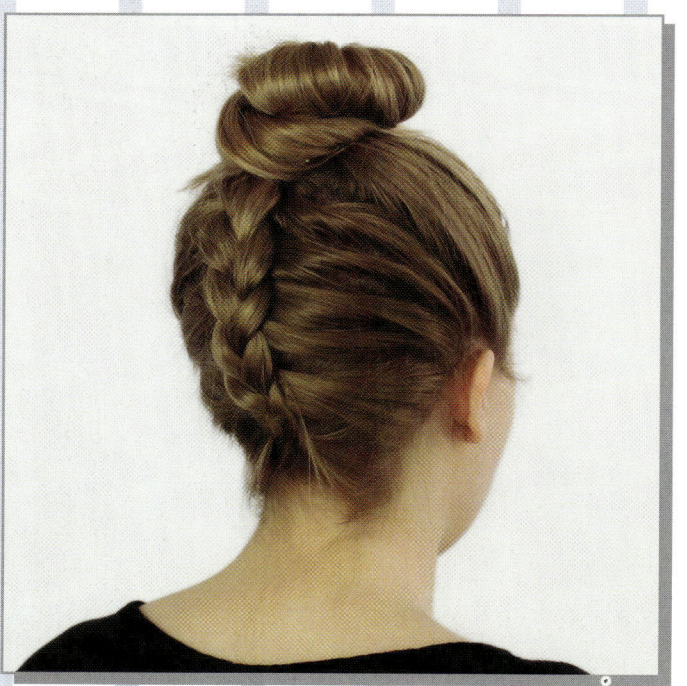

6

Drehen Sie das offene Haar des Pferdeschwanzes ein, und formen Sie es zu einem Dutt. Fixieren Sie den Dutt anschließend mit Haarklemmen.

Der französische Ährenzopf

Der französische Ährenzopf ist absolut atemberaubend, aber auch einer der schwierigsten Zöpfe zum Selbstflechten, denn da man dafür eine ganze Weile braucht, kann das Flechten zum reinsten Workout werden. Sie sollten die zugrunde liegende Flechttechnik wirklich beherrschen, ehe Sie sich an diesen Zopf heranwagen. Eine Anleitung für den Ährenzopf finden Sie im Mittelteil des Buches (siehe S. 64). Und denken Sie daran: Je feiner die Strähnen sind, die Sie verwenden, desto schöner und raffinierter wird dieser Zopf aussehen.

Schwer

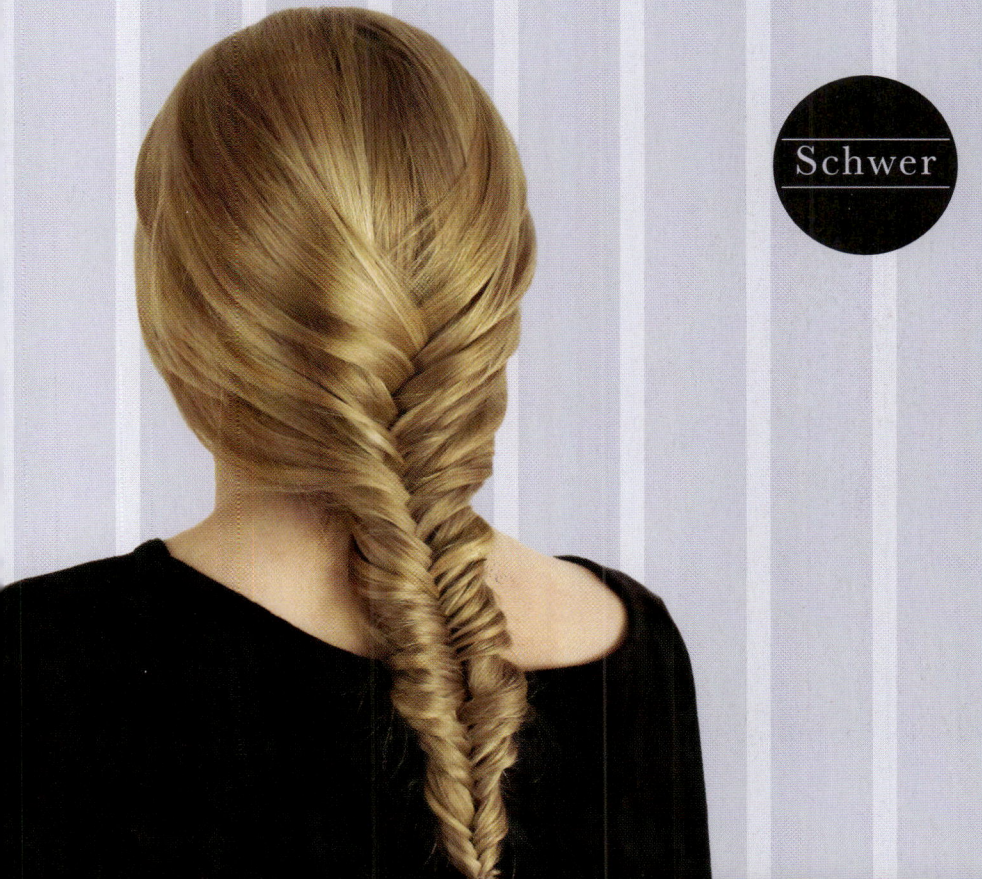

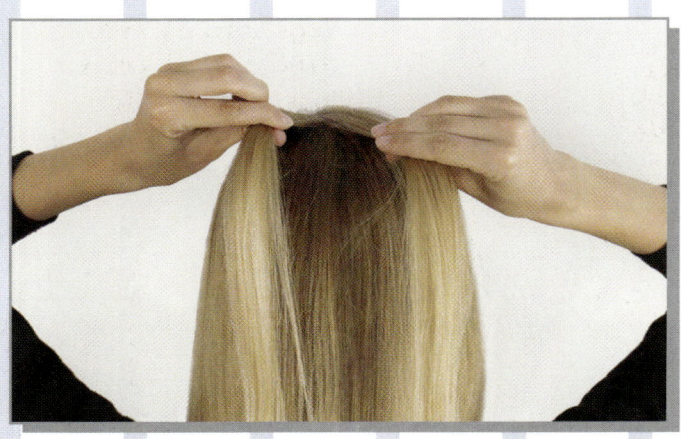

1 Nehmen Sie am Oberkopf eine Partie Haare auf, und teilen Sie sie in zwei Hälften.

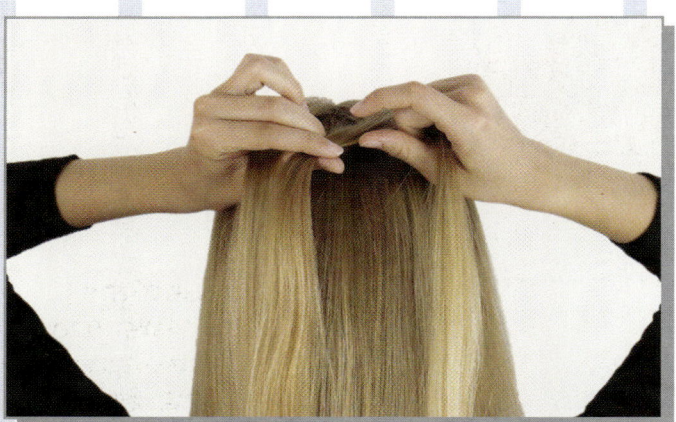

2 Nehmen Sie von rechts weitere Haare auf, legen Sie sie über die rechte Strähne, und fügen Sie sie der Strähne auf der linken Seite hinzu.

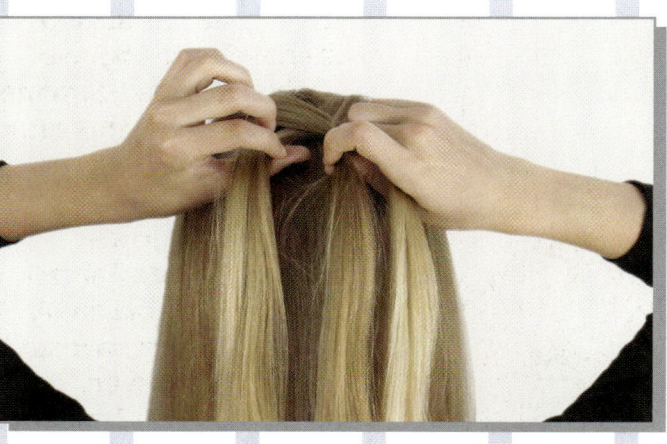

3 Nehmen Sie auf der linken Seite Haare auf, legen Sie diese über die links liegende Strähne vom Oberkopf, und fügen Sie die neu aufgenommene Strähne der Strähne auf der rechten Seite hinzu.

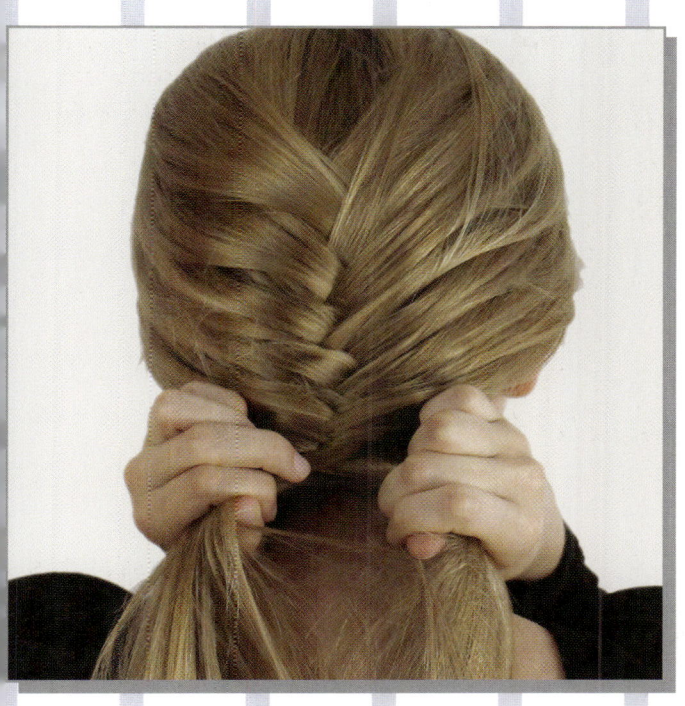

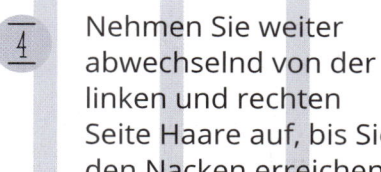

4 Nehmen Sie weiter abwechselnd von der linken und rechten Seite Haare auf, bis Sie den Nacken erreichen.

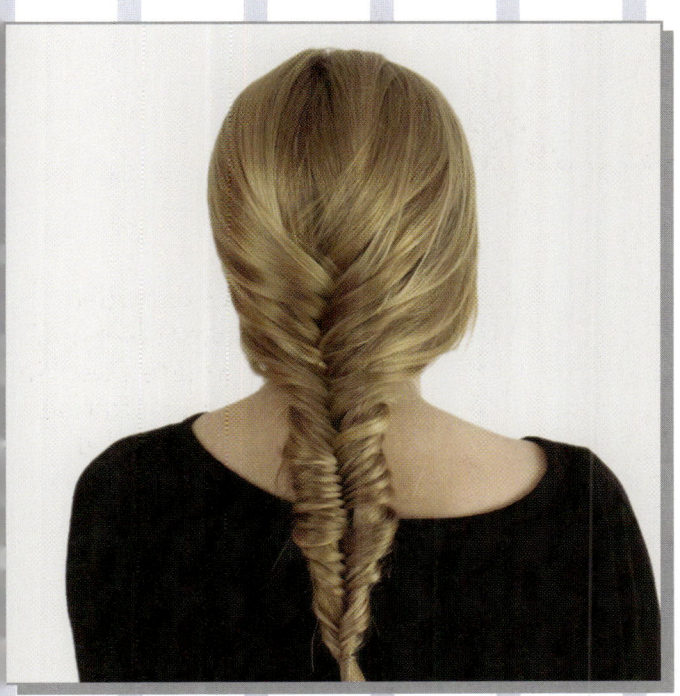

5 Wenn Sie sämtliche Haare in die linke und rechte Partie eingearbeitet haben, fahren Sie mit dem normalen Ährenzopf fort. Nehmen Sie eine feine Strähne von der rechten Seite, und ziehen Sie sie über die rechte zur linken Strähne hinüber. Nehmen Sie nun eine feine Strähne von links außen, und ziehen Sie sie zum rechten Strang hinüber. Fahren Sie abwechselnd damit fort, bis Sie die Haarspitzen erreicht haben. Binden Sie den Zopf anschließend mit einem Haargummi zusammen.

Register